RECUEIL DE QUESTIONS

POSÉES AUX

EXAMENS DE MÉDECINE

—

TROISIÈME DE DOCTORAT ET DE FIN D'ANNÉE

HISTOIRE NATURELLE MÉDICALE. — PHYSIQUE MÉDICALE.
CHIMIE MÉDICALE ET PHARMACIE

DEUXIÈME SÉRIE

CHIMIE MÉDICALE

DEUXIÈME PARTIE

PARIS

DELAHAYE, LIBRAIRE ÉDITEUR
23, RUE DE L'ÉCOLE-DE-MÉDECINE

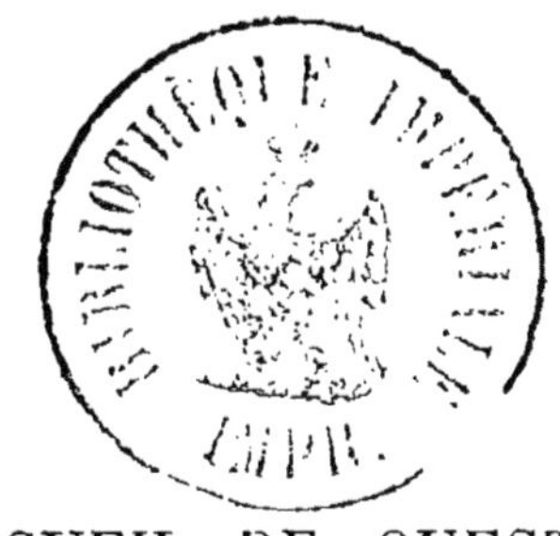

RECUEIL DE QUESTIONS

POSÉES AUX

EXAMENS DE MÉDECINE

Imprimerie L. TOINON et Cie, à Saint-Germain.

RECUEIL DE QUESTIONS

POSÉES AUX

EXAMENS DE MÉDECINE

—

TROISIÈME DE DOCTORAT ET DE FIN D'ANNÉE

HISTOIRE NATURELLE MÉDICALE. — PHYSIQUE MÉDICALE. — CHIMIE MÉDICALE ET PHARMACIE

DEUXIÈME SÉRIE

—

CHIMIE MÉDICALE

DEUXIÈME PARTIE

PARIS

DELAHAYE, LIBRAIRE ÉDITEUR

23, RUE DE L'ÉCOLE-DE-MÉDECINE

1866

RECUEIL DE QUESTIONS

POSÉES AUX

EXAMENS DE MÉDECINE

DEUXIÈME PARTIE

CHIMIE ORGANIQUE

RACINES DES BASES HYPOTHÉTIQUES ORGANIQUES ET DE LEURS COMPOSÉS.

Nous commencerons l'étude de la chimie organique en donnant la racine des mots amides — aldéhydes, — amyle, — éthyle, — diéthyle, — diéthyliaque, — diéthylamine, — amine, — méthyle, — cacodyle, — chlorale, — parce qu'on ne peut ni retenir ni comprendre le sens de ces mots, si l'on ne sait pas les *racines* qui les composent.

AMIDES (*Am-ides*), formé d'*am*, première syllabe
d'ammoniaque et de la terminaison *ide*,
forme, — forme d'ammoniaque en effet,
c'est un sel ammoniaque moins *deux
molécules d'eau*. $C^3AZC^2HO^4$ oxalate
d'ammoniaque — 2 HO = $C^2H^2O^2AZ$,
oxamide.

ALDÉHYDE (*Al-dé-hyde*), par contraction des mots
alcool déshydrogéné $C^4H^4O^2 = C^4H^6O^2$
— 2H. C'est de l'alcool qui a perdu *deux
molécules d'hydrogène*. C'est donc un alcool déshydrogéné.

AMYLE (*Amylon* en grec; fécule, amidon), l'amyle
est le radical hypothétique de l'huile de
pomme de terre ou alcool amylique.
L'*amyle* a pour formule $C^{10}H^{11}$.

ÉTHYLE (*Et-hylé*, des mots *éther* et du grec *hylé*,
matière), parce qu'on le considère
comme la base des éthers; sa formule est
C^4H^5, son oxyde est C^4H^5O qui est l'éther
sulfurique, mais $C^4H^5O = C^4H^6O^2 - HO$,
c'est donc un alcool *moins une molécule
d'eau*, c'est-à-dire de l'alcool déshydraté.

ÉTHYLIAQUE (*Ethyl-iaque*) formé d'*éthyle* et de *iaque* dernière syllabe d'ammoniaque; il en est de même d'éthyle ammoniaque.

DIÉTHYLIAQUE (*Di-ethyl-iaque*), duo éthyl iaque ammoniaque deux fois éthylé, il en est de même de diéthylammoniaque et de diéthylamine, *di-éthyle-amine* bromydrate de diéthylamine $C^8H^{11}AZHBR$.

AMINE (*d'Ammonium*), est la terminaison que l'on donne aux alcaloïdes *artificiels*, qui renferment de l'ammonium, chlorhydrate de diéthylamine $C^4H'AZHCL$.

CACODYLE (*Kako-dyle*), de *kakos*, mauvais, *hylé*, matière, à cause de ses caractères vénéneux, qu'il doit à l'arsenic $C^4H^6AS^2$.

MÉTHYLE (*Méthy-hyle*), *méthy*, vin, *hyle*, bois; c'est le radical de l'esprit de bois ou alcool méthylique $C^2H^4O^2$.

CHLORALE (*Chlor-al*), parce qu'il est formé de chlore et d'aldéhyde.

ETHYLAMINE (*Ethyl-amine*), parce qu'il est composé d'éthyl et d'ammonium.

QUESTIONS GÉNÉRALES SUR LA CHIMIE ORGANIQUE.

348. **D.** Quelle différence y a-t-il entre les substances organiques et les substances organisées ?

R. Les substances *organiques* sont des principes qui font partie des êtres organisés, mais qui n'entrent pas dans leur texture ; ainsi le sucre, la morphine, l'urée, l'acide tartrique, sont des substances cristallisables et qui n'ont pas vécu ; — tandis que les substances *organisées* sont des substances à textures ayant appartenu à des organes qui ont vécu, telles que la fibrine, la cellulose ; elles ne sont pas cristallisables.

349. **D.** Dans une amande, quelle est la substance *organique* et quelle est la substance *organisée*?

R. L'*huile* contenue dans l'amande est un principe immédiat organique. — Les *cellules* où se trouve l'huile constituent la substance organisée.

ACIDE OXALIQUE ET SES COMPOSÉS.

350. D. Comment prépare-t-on l'acide oxalique?

R. L'on prend de l'oxalate de plomb insoluble PbO,C^2O^3, on le délaye dans l'eau, l'on fait passer un courant d'hydrogène sulfuré, il se dépose du sulfure de plomb insoluble, et il reste de l'acide oxalique dans la liqueur $PbO,C^2O^3 + HS = PbS + (C^2O^3,HO$ acide oxalique$)$.

351. D. Quelle réaction se passe-t-il quand on chauffe fortement l'acide oxalique?

R. Il perd son eau et se change en acide carbonique et en oxyde de carbone $C^2O^3HO = CO^2 + CO + HO$; il en sera de même de l'oxalate de chaux $C^2O^3, CAO = CO^2 + CO + CAO$, il abandonne la chaux.

352. D. Comment distingue-t-on l'acide tartrique de l'acide oxalique ?

R. L'acide tartrique donne avec l'eau de chaux un précipité blanc soluble dans un excès d'acide tartrique, tandis que l'acide oxalique donne par l'eau de chaux un précipité blanc d'oxalate de chaux qui ne se redissout pas dans un excès d'acide oxalique.

ACIDE TARTRIQUE ET SES COMPOSÉS.

353. D. Comment prépare-t-on l'acide tartrique?

R. En traitant la crème de tartre par un lait de chaux, l'on a du tartrate de chaux que l'on traite ensuite par l'acide sulfurique; il se forme du sulfate de chaux, l'on évapore, et l'on obtient l'acide tartrique.

354. D. Que devient l'acide tartrique quand on le chauffe à 180 — 200 — 300 degrés (réaction)?

R. $C^8H^4O^{10}, 2HO$ (acide tartrique) chauffé à $180 = (2HO + C^8H^4O^{10}$ *anhydride tartrique*), — chauffé à $200 = (2CO^2 + C^6H^4O^6$ *acide pyrovinique*), — chauffé à $300 = CO^2 + C^5H^4O^4$ acide *pyrotartrique*), — chauffé plus fort il perd son eau et il reste du charbon avec odeur de caramel.

355. **D.** Qu'arrive-t-il si l'on chauffe l'acide tartrique avec l'acide azotique concentré ou avec un oxydant quelconque?

R. L'on obtient l'acide oxalique C^2O^3HO; tous les acides pluribasiques chauffés avec l'acide azotique donnent de l'acide oxalique.

356. **D.** Qu'arrive-t-il si l'on chauffe l'acide tartrique avec l'acide azotique concentré ou un agent oxydant quelconque?

R. L'on obtient de l'acide oxalique C^2O^3HO; tous les acides pluribasiques chauffés avec l'acide azotique donnent de l'acide oxalique.

357. **D.** Qu'arrive-t-il à l'acide tartrique quand il est en présence des agents déshydratants, potasse caustique ou acide sulfurique?

R. L'acide tartrique se dédouble en acide acétique et en acide oxalique : $C^8H^6O^{12}$ l'acide tartrique se dédouble en acide acétique $C^4H^4O^4 + 2\,C^2HO^3$ acide oxalique; il en est de même des autres acides pluribasiques.

358. **D.** Comment obtient-on le tartrate cupro-potassique $C^8H^4O^{10}$, KOCUO ?

R. En dissolvant du tartrate de cuivre dans du tartrate de potasse, c'est le réactif de la glycose avec laquelle il donne par ébullition un dépôt orange d'oxyde cuivreux.

359. **D.** Donner la formule de l'acide tartrique, de la crème de tartre, et du tartrate neutre de potasse.

R. Acide tartrique $C^8H^4O^{10}$, 2HO — crème de tartre $C^8H^4O^{10}$, KOHO, — le sel végétal tartrate neutre de potasse, tartrate soluble $C^8H^4O^{10}$, 2KO ; ce tartrate est plus soluble que la crème de tartre acide.

360. **D.** Qu'appelle-t-on crème de tartre soluble, et comment l'obtient-on ?

R. La crème de tartre soluble, c'est le tartrate borico-potassique ; on l'obtient en faisant bouillir quatre parties de crème de tartre avec un acide borique $C^8H^4O^{10}$, KoBoo^3.

361. **D.** Qu'est-ce qu'un émétique et comment l'obtient-on ?

R. Tout tartrate double en chimie est un émétique; — l'émétique ordinaire est le tartrate de potasse et d'antimoine $C^8H^4O^{10}$ KO, Sbo^3, — on l'obtient en faisant bouillir la crème de tartre avec la poudre d'algaroth, $C^8H^4O^{10}$, KO, HO $+$ Sbo^3 $=$ HO $+ C^8H^4O^{10}$, KO, Sbo^3.

362. D. Quels sont les caractères de l'émétique ?

R. Sel blanc soluble dans quinze parties d'eau froide ou deux d'eau bouillante, — saveur métallique; — il précipite en blanc par la chaux et en jaune oranger par l'hydrogène sulfuré.

363. D. En quoi l'émétique diffère-t-il de la crème de tartre au point de vue chimique ?

R. En ce qu'il remplace HO par Sb.

364. D. Qu'appelle-t-on émétique de fer, — et comment l'obtient-on ?

R. C'est le tartrate ferrico-potassique $C^8H^4O^{10}$, KOfe^{2}O^3; — on l'obtient en faisant bouillir la crème de tartre avec de l'oxyde de fer (boules de mars ou de Nancy).

365. D. Qu'est-ce que le tartrate ferroso-potassique, — comment l'obtient-on ?

R. En faisant bouillir de la crème de tartre
avec de la limaille de fer.

366. D. Qu'est-ce que la crème de tartre — et
comment la prépare-t-on ?

R. La crème de tartre est un tartrate double
de potasse et de chaux ; — on la recueille
dans des tonneaux de vin et on la purifie
des matières colorantes avec de l'argile
et du charbon.

ACIDE CITRIQUE ET SES COMPOSÉS.

367. D. Comment obtient-on l'acide citrique ?

R. L'on fait bouillir du jus de citron avec
de la chaux, il se forme du citrate de
chaux, puis l'on se sert de l'acide sulfurique pour isoler l'acide citrique dont
la formule est $C^{12}H^8O^{14}$.

368. D. Comment distingue-t-on l'acide citrique
de l'acide tartrique ?

R. Ses cristaux ne précipitent l'eau de chaux
qu'à chaud et ne donnent pas l'odeur de
caramel sur les charbons ardents.

369. D. Qu'arrive-t-il si l'on chauffe l'acide ci—

trique avec l'acide azotique ou bien avec l'acide sulfurique ou la potasse?

R. 1⁰ Chauffé avec l'acide azotique il donne de l'acide oxalique ; — 2⁰ avec la potasse ou l'acide sulfurique il se dédouble en deux acides monobasiques.

ACIDE TANNIQUE ET SES COMPOSÉS.

370. D. Comment prépare-t-on l'acide tannique, et quelle est sa formule ?

R. On le prépare avec de la noix de galle pulvérisée, que l'on met dans un appareil à déplacement; — l'on ajoute de l'éther contenant de l'eau, l'éther filtre lentement à travers la poudre ; — l'on décante, l'on distille et l'on obtient ainsi le tannin dont la formule est $C^8H^5O^9 3HO$.

371. D. Quelle est la propriété du tannin ?

R. C'est une poudre jaunâtre à saveur styptique dont la dissolution précipite la gélatine, l'albumine, mais qui se redissout quand ces corps sont en excès, — précipitant les sels métalliques des dernières sections, moins ceux de zinc, — précipitant les sels d'antimoine en gris et ceux de fer en noir.

ACIDE GALLIQUE ET SES COMPOSÉS.

372. D. En quoi l'acide gallique diffère-t-il de l'acide tannique ?

R. C'est que l'acide gallique est en poudre blanche, soluble dans l'alcool et pas dans l'eau, tandis que l'acide tannique est soluble dans l'eau, l'alcool et l'éther hydraté ; — ensuite l'acide gallique ne précipite pas la gélatine.

373. D. Comment explique-t-on la gravelle et la glucosurie ?

R. Tant que le sang est alcalin, il brûle les substances organiques, tannin, sucre, — il les oxyde, les charbonne; — mais si l'individu a une diathèse acide, le sucre n'étant pas brûlé, l'on a la gravelle, c'est pour cela qu'il faut alcaliniser le sang avec l'eau de Vichy.

374. **D.** Quelles sont les transformations que subit l'acide gallique soumis à la chaleur ?

R. A 100° il perd une molécule d'eau et devient l'acide *gallique anhydre* $C^7H^3O^5$; — à 200°, il perd de l'acide carbonique et devient de l'acide *pyrogallique* $C^6H^3O^3$; — à 300°, il devient acide *métagallique* en perdant une molécule d'eau $C^6H^2O^2$, il prend aussi dans ce cas le nom d'acide *humique* brun.

DIGITALINE — ET EXTRACTIFS VÉGÉTAUX.

375. **D.** Qu'est-ce que la digitaline et quels sont ses caractères ?

R. La digitaline est un extractif ternaire, — soluble dans l'eau et l'alcool, — elle brunit par l'acide sulfhydrique, verdit par l'acide chlorhydrique, rougit par la vapeur de brome.

376. **D.** Quelle différence y a-t-il entre les extractifs et les alcaloïdes ou alcalis végétaux?

R. Les *extractifs* sont des principes immédiats ternaires, à réaction acide; ils sont amorphes, incristallisables, excepté le tannin, — solubles dans l'eau, l'alcool, l'éther; — les extractifs sont la salicine, l'esculine, la digitaline, les matières colorantes, le tannin. — On extrait les principes extractifs des plantes en évaporant le suc de ces plantes ou en faisant évaporer le liquide alcoolique ou aqueux dans lesquels on les met. — Les *alcaloïdes ou alcalis végétaux* sont des substances généralement quaternaires à réaction alcaline; — ils sont combinés à des acides; ils sont cristallisables, peu solubles dans l'eau et dans l'éther, très-solubles dans l'alcool et le chloroforme; — les principaux sont la quinine, la vératrine, la nicotine, la cicutine, la sinchonine, la strychnine, la morphine.

ALCALOÏDES NATURELS.

377. D. Comment obtient-on les alcaloïdes végétaux ?

R. En traitant la substance qui les renferme

par de l'acide acétique ou chlorhydrique,
— puis ensuite par de la potasse ou une
base forte; — d'autres fois on traite direc-
tement l'alcaloïde par la potasse qui le déplace, puis par l'éther qui s'en empare.

378. D. Citez un alcaloïde qui renferme de l'*a-
zote*, — un autre qui ne contienne pas
d'*oxy-gène*.

R. 1° La *quinine* renferme de l'azote $C^{38}H^{22}AZ^2O^4$; — 2° la *nicotine* et la *cicutine*
ne contiennent pas d'oxygène (nicotine
$C^{12}H^{16}Az^2$).

379. D. Comment distingue-t-on un alcaloïde
azoté ou quaternaire de celui qui n'est
pas azoté?

R. Par la calcination. L'alcaloïde quaternaire ou azoté donne du carbonate d'ammoniaque que l'on reconnaît à son odeur
piquante — à sa réaction alcaline; — il
répand des fumées blanches avec l'acide
chlorhydrique.

380. D. Sous quel état trouve-t-on les alcaloïdes
organiques?

R. On les trouve combinés aux acides, excepté la narcotine qui est libre dans l'opium.

381. D. Quels sont les caractères distinctifs des alcaloïdes?

R. 1° Ils sont réducteurs et donnent, avec les agents oxydants ou déshydratants, des couleurs caractéristiques; — 2° par le chlorure de platine ils donnent des chloroplatinates, des alcaloïdes très-souvent jaunes; — 3° leurs sels précipitent par le tannin en tannates insolubles; aussi le tannin leur sert-il de contre-poison.

382. D. Comment divise-t-on les alcaloïdes?

R. En alcaloïdes naturels et artificiels : — les naturels se subdivisent en solides et en liquides; — les artificiels sont tous liquides.

383. D. Quelle différence théorique y a-t-il entre les alcaloïdes solides naturels — et les alcaloïdes liquides, soit naturels, soit artificiels?

R. 1° Les alcaloïdes solides naturels contiennent de l'oxygène et ne sont pas des ammoniaques composés; — 2° les alcaloïdes liquides naturels ne sont pas oxygénés; ils contiennent de l'azote et de l'hydrogène; ce sont théoriquement des ammoniaques composés;—3° les alcaloïdes artificiels sont liquides, non oxygénés, volatils. Ce sont des ammoniaques composés, alcaloïdes éthyliaque, diéthyliaque de Wurtz, dans lesquels une ou plusieurs molécules d'hydrogène, d'ammoniaque, sont remplacées par l'hydrogène carboné $(C^4 H^5)$ $H^2 AZ$ éthyliaque ou éthylamide $(C^4 H^5)$ $2 H^2 AZ$ diéthyliaque ou diéthylamide.

QUININE — CINCHONINE ET LEURS- COMPOSÉS.

384. D. Quels sont les alcaloïdes et autres substances du quinquina?

R. 1° La quinine $C^{38} H^{22} az^2 O^4$, — la quinidine, la quinicine, qui sont isomères avec la quinine; — 2° la cinchonine $C^{38} H^{22} az^2 o^2$, la cinchonidine et la cinchonicine; — 3° l'acide quinique — du quinate de chaux, — le tannate de quinquina ou rouge cinchonique ; 4° matières colorantes, résinoïdes jaunes, — matière grasse verte, — enfin de la gomme du ligneux et de l'amidon.

385. D. Comment obtient-on la quinine ?

R. On pulvérise l'écorce de quinquina jaune ; on la fait bouillir avec l'acide chlorhydrique étendu ; il se fait du chlorhydrate de quinine soluble, on filtre et l'on met un lait de chaux ; il se fait du chlorhydrate de chaux soluble et la quinine dépose ; — on la reprend par l'alcool, elle se dissout ; on filtre, l'on évapore, on a la quinine brute ; — on la purifie en la faisant redissoudre dans l'alcool ; — on la fait digérer avec du noir animal, l'on filtre, l'on évapore, et c'est ainsi qu'on l'obtient blanche.

386. D. Comment prépare-t-on la cinchonine ?

R. De la même manière que la quinine, seulement on se sert de quinquina gris.

387. D. Quels sont les caractères distinctifs de la quinine ?

R. Poudre blanche amorphe amère, — insoluble dans l'eau, soluble dans l'éther et l'alcool — lévogire, — donne un oxalate insoluble, — verdit par l'action de l'eau chlorée et de l'ammoniaque; — elle est hydratée par six équivalents d'eau.

388. D. Quels sont les caractères distinctifs de la cinchonine?

R. Elle cristallise en prismes blancs solubles dans l'alcool et le chloroforme, insolubles dans l'eau et l'éther, — dextrogyre, donnant un oxalate peu soluble; — ne verdit pas par l'eau chlorée et l'ammoniaque.

389. D. Comment obtient-t-on le sulfate de quinine et le sulfate de cinchonine?

R. 1° L'on fait bouillir l'écorce de quinine avec l'acide chlorhydrique; — 2° on précipite la liqueur avec un excès de carbonate de soude, l'on a du chlorhydrate de soude, et il se dépose de la quinine colorée; — 3° on redissout la quinine dans l'acide sulfurique étendu, et l'on chauffe avec du noir animal pour la décolorer;

— l'on filtre la liqueur bouillante et en se refroidissant il se dépose du sulfate de quinine; — on prépare de même le sulfate de cinchonine.

390. D. Quels sont les caractères du sulfate de quinine?

R. Il est en houppes ou flocons soyeux très-légers,—amer; — se dissout difficilement dans l'eau froide et facilement dans l'eau bouillante; — pour dissoudre 1 grammé de sulfate de quinine, il faut 750 grammes d'eau froide ou 28 grammes d'eau bouillante; — il se dissout dans l'alcool étendu et dans l'eau acidulée sulfurique qui le fait passer à l'état de sulfate acide ou bisulfate soluble; — la dissolution de sulfate de quinine est fluorescente, opaline, amère; — par le carbonate de potasse, précipité blanc de quinine; — par le tannin, précipité blanc de tannate de quinine; — par l'iodure de potassium ioduré, précipité d'un brun rougeâtre d'iodhydrate de quinine.

391. D. Avec quoi falsifie-t-on le sulfate de quinine.

R. 1° Avec le plâtre; mais dans ce cas, le
sulfate n'est pas dissous complétement
dans l'alcool; — 2° avec la salicine, mais
celle-ci ne rougit pas dans l'acide sulfurique; — 3° avec le sucre, mais celui-ci
noircit par l'acide sulfurique et donne
l'odeur de caramel sur les charbons ardents; — 4° avec l'amidon et l'acide stéarique. S'il y a de l'amidon, le sulfate
bleuit; si c'est de l'acide stéarique, il
n'est pas soluble dans l'acide sulfurique
mais se dissout dans la potasse.

392. D. Quels sont les différents sels de quinine
qui sont solubles et ceux qui sont insolubles?

R. Le sulfate neutre, le valérianate, l'acétate de quinine, le chlorhydrate, le bisulfate et le lactate de quinine sont solubles; — le phosphate, l'antimoniate,
l'arsénite et l'arséniate, le tartrate, le
citrate et le ferrocyanate de quinine sont
insolubles.

2

393. D. En quoi la quinine diffère-t-elle chimiquement de la cinchonine?

R. Parce que la quinine a deux équivalents d'oxygène de plus que la cinchonine (*quinine*, $C^{38}H^{22}az^2o^4$) (*cinchonine*, $C^{38}H^{22}az^2o^2$).

394. D. Des trois ipéca annelé, strié, ondulé ou blanc, quel est celui qui contient le plus d'émétine?

R. C'est l'annelé, 16 p. 100; le strié, 9 p. 100; l'ondulé, 6 p. 100 d'émétine.

STRYCHNINE — BRUCINE — ET LEURS COMPOSÉS.

395. D. 1° Quels sont les alcaloïdes des strychnos? 2° D'où les extrait-on?

R. 1° Les alcaloïdes sont : la strychnine, la brucine et l'hygasurine; 2° ils s'extraient de la noix vomique, *nux vomiqua*, fruit du vomiquier, plante de la tribu des strychnos, famille des logoniacées ou de la fève de Saint-Ignace, fruit du *strychnos ignacia* de la même famille.

396. D. Comment obtient-on la strychnine et la brucine?

R. On met de la poudre de noix vomique dans de l'eau bouillante étendue d'un dixième d'acide sulfurique, et l'on obtient du sulfate de strychnine — soluble; — l'on filtre la liqueur, puis on précipite par un lait de chaux; on a la strychnine et la brucine mélangées; — l'on fait bouillir ce dépôt dans l'alcool qui dissout les alcaloïdes; — on laisse refroidir, et par l'évaporisation la strychnine se dépose sous forme de cristaux, — et la brucine reste dissoute avec un peu de strychnine; — alors pour les séparer on ajoute de l'acide azotique. L'azotate de strychnine cristallise et celui de brucine ne cristallise pas.

397. D. Quelle est la formule de la strychnine — et quels sont ses caractères?

R. Sa *formule* est $C^{14}H^{24}az^2o^8$; — son *caractère* est d'être d'une amertume atroce;— elle cristallise en prismes à quatre pans; — elle est insoluble dans l'eau, l'éther et l'alcool, à moins que l'alcool ne soit concentré, — elle déplace les bases minérales des quatre dernières sections; — sa dissolution est très alcaline; — le chlore ou l'iodure de potassium la précipitent; — avec l'acide azotique étendu, elle donne un azotate cristallisable; — elle donne, par le bichromate de potasse, l'acide sulfurique concentré et l'oxyde pur de plomb, une couleur violette.

398. D. Quel est le diagnostic différentiel de la brucine et de la strychnine, — et quelle est la formule de la brucine?

R. La brucine cristallise en prismes aiguillés; — elle est soluble dans l'alcool et l'éther, elle rougit par l'acide azotique concentré, — tandis que la strychnine ne rougirait pas; — la brucine donne, avec l'acide azotique étendu, une azotate incristallisable; — elle prend une teinte violette avec le chlorure d'étain; — elle a pour formule $C^{46} H^{26} az^2 o^8 + 8\,aq$; elle est donc hydratée, tandis que la strychnine ne l'est pas.

399. D. N'y a-t-il que le strychnos, *nux vomiqua*, et le *strychnos ignacia* qui soient des poisons parmi les strychnées ?

R. Non. Il y a encore le strychnos *toxifera*, d'où l'on extrait le curare et la *curarine* alcaloïde paralysant par excellence des nerfs moteurs.

OPIUM — MORPHINE — CODÉINE — NARCOTINE — ET LEURS COMPOSÉS.

400. D. Qu'est-ce que l'opium ?

R. C'est le suc desséché que l'on obtient en faisant des incisions transversales et superficielles aux capsules du *papaver somniferum*, quand ces capsules sont encore vertes.

401. D. Combien y a-t-il de variétés d'opium ?

R. Trois variétés : — 1° l'opium d'Orient ou de Smyrne, qui contient 10 à 15 p. 100 de morphine ; — 2° l'opium de Constantinople, qui contient 8 à 12 p. 100 de morphine ; — 3° l'opium d'Alexandrie ou d'Égypte, qui contient 2 à 8 p. 100.

402. D. Quelle est la composition chimique de
l'opium?

R. Il renferme des méconates solubles de
morphine, de codéine, de narcéine, de
papavérine, — de la thébaïne ou para-
morphine, — de la pseudomorphine,
de la narcotine libre insoluble, — des
principes gommeux, mucilagineux, ré-
sineux, graisseux, du caoutchouc et de
la matière colorante.

403. D. Comment prépare-t-on la morphine?

R. Après avoir malaxé l'opium dans l'eau,
on évapore en consistance d'extrait que
l'on plonge dans vingt fois son poids
d'eau; — l'on verse dans la solution d'o-
pium du chlorhydrate de chaux, l'on obtient du méconate de chaux et du chlorhydrate de morphine; — l'on verse de
l'ammoniaque pour déplacer la morphine, et l'on obtient celle-ci à l'état de
précipité; — on la fait bouillir dans l'alcool avec du noir animal; — on filtre, et
la morphine en refroidissant cristallise.

404. **D.** Quels sont les caractères chimiques de la morphine?

R. Elle cristallise en prismes hydratés confus, — elle est soluble dans l'alcool concentré et la potasse, — insoluble dans l'eau, l'éther et l'ammoniaque, — alcaline, — lévogyre; elle prend une coloration rouge par l'acide azotique; cette coloration passe au jaune en peu de temps et ne devient pas violette par l'addition du chlorure d'étain; — ces deux caractères la distinguent de la brucine; — de plus, la morphine donne une coloration bleue par le perchlorure de fer ainsi que par l'acide iodique et l'amidon.

405. **D.** Quels sont les sels de morphine?

R. Le chlorhydrate, l'acétate et le sulfate de morphine;—le chlorhydrate est seul soluble, — le sulfate ne l'est pas; — l'acétate, d'abord soluble, devient bientôt à l'air un sous-acétate insoluble.

406. **D.** Comment distingue-t-on la morphine de la narcotine et de la codéine?

R. La morphine rougit, puis jaunit par l'acide azotique ; — la narcotine ne rougit pas par l'acide azotique, à moins que l'on n'y ajoute de l'acide sulfurique ; — la codéine ne rougit pas par l'acide azotique, soit seule, soit additionnée d'acide sulfurique.

DE LA VÉRATRINE.

407. **D.** Comment obtient-on la vératrine ? — Quels sont ses caractères chimiques ?

R. L'on fait un extrait alcoolique avec les bulbes d'ellébore blanc ; l'on évapore, l'on ajoute de la potasse qui déplace la vératrine, puis de l'éther qui s'en empare, et on la soumet à l'évaporation ; le caractère chimique de la vératrine, c'est que, soumise à l'acide sulfurique, elle passe successivement par les couleurs jaune, rouge, violette ; — la vératrine est en poudre blanche non cristalline.

DATURINE ET ATROPINE.

408. D. En quoi la daturine diffère-t-elle de l'atropine?

R. C'est que la daturine précipite le chlorure d'or et de platine en blanc, tandis que les solutions d'atropine précipitent les chlorures d'or et de platine en jaune.

DE LA NICOTINE.

409. D. Quels sont les caractères de la nicotine?

R. Liquide incolore, — d'une odeur extrêmement forte de tabac, — répand des fumées blanches en présence de l'acide chlorhydrique, — précipite en jaune avec l'eau iodée ainsi qu'avec le chlorure de platine, — précipite en blanc avec l'acétate de plomb, — prend une couleur rouge avec l'acide sulfurique et jaune avec l'acide nitrique.

ALCALOÏDES ARTIFICIELS — ANILINE — QUINOLÉINE —
ÉTHYLAMINE — THIOSINAMMINE — SINAMMINE.

410. D. 1° Qu'est-ce qu'un alcaloïde artificiel.
— 2° Quelles sont ses propriétés. —
3° Quels sont les principaux alcaloïdes artificiels? — Comment les obtient-on et
quelles sont leurs formules?

R. 1° L'alcaloïde artificiel est une base qui
offre la plus grande ressemblance avec
l'ammoniaque et les alcaloïdes naturels
liquides. — 2° L'alcaloïde artificiel est
liquide, alcalin, odorant et formé d'ammoniaque et d'hydrogène carboné. —
3° Les principaux alcaloïdes artificiels
sont l'*aniline*, liquide incolore à odeur
vireuse; on l'obtient en traitant la ni-
tro – benzine par l'acide sulfhydrique;
réaction $C^{12}H^5AZO^4 + H^6S^6 = 6S + 4HO$
($C^{12}H^7AZ$ aniline); — la *quinoléine*,
liquide incolore à odeur d'amandes
amères, oléagineuse, à saveur brûlante;
on l'obtient soit en distillant la houille,
soit en chauffant la quinine, la cincho-

nine avec la potasse caustique ; formule
$C^{38}H^{22}AZ^2O^4 + 6aq$; — l'*éthylamine*,
liquide incolore à odeur d'ammoniaque,
sa vapeur est inflammable et brûle avec
une flamme bleue; s'obtient en faisant bouillir l'éther cyanique avec de la
potasse hydratée, il se fait un carbonate de potasse et l'éthylamine distille ;
réaction C^4H^5O,CYO éther cyanique $+$
$2KO + 2HO = 2Ko , CO^2 + (C^4H^7AZ\,HCL$
chlorydrate d'éthylamine) que l'on traite
par la chaux vive et la potasse caustique,
l'on chauffe, l'éthylamine distille puis se
condense et l'on a (C^4H^7AZ l'*éthylamine*)
composée de H^3AZ ammoniaque et de
C^4H^4 hydrogène carboné;—la *thiosinam-*
mine s'obtient en combinant l'essence de
moutarde avec l'ammoniaque $C^8H^5\,AZS^2$
$+ AZH^3 = (C^8H^8\,AZS^2$ *thiosinammine*); —
la *sinammine*, dont la formule est $C^8H^6\,AZ$,
s'obtient en traitant la thiosinammine
par l'oxyde de plomb; réaction C^8H^8
$AZS^2 + pb^2o^2 = 2\,pbS + 2Ho + (C^8H^6\,AZ$
sinammine sans odeur et amère).

SUBSTANCES NEUTRES.

411. D. Qu'appelle-t-on substances neutres, et comment les divise-t-on ?

R. Les substances neutres sont celles qui ne sont ni acides ni basiques, c'est-à-dire indifférentes, et qui en présence de l'acide sulfurique jouent le rôle de base et en présence de la potasse le rôle d'acide. — On les divise en deux ordres qui sont : 1° Les principes neutres azotés ; et 2° les principes neutres non azotés.

412. D. En combien de genres divise-t-on les substances qui appartiennent à l'ordre des substances non azotées neutres.

R. En trois genres : — 1° genre gommeux ; 2° genre sucré ; — 3° genre ligneux.

413. D. En combien de genres divise-t-on les substances qui appartiennent à l'ordre des substances azotées neutres ?

R. En quatre genres : 1° genre albumine ; — 2° genre fibrine , — 3° genre caséine ; — 4° genre gélatine.

414. **D.** Quelles sont les espèces qui appartiennent au genre ligneux ?

R. La cellulose, — la dextrine, — l'amidon ou fécule, — et l'inuline.

ALBUMINOÏDES — ALBUMINE — FIBRINE — CASÉINE.

415. **D.** Quels sont les caractères des substances albuminoïdes ou protéiques ?

R. Elles ont pour caractère de se dissoudre dans l'acide chlorhydrique avec coloration bleue et dans l'acide azotique avec coloration jaune.

416. **D.** Où trouve-t-on l'albumine ?

R. Dans le sérum du sang ; — dans les globules, *globuline* ; — dans le blanc d'œuf, *albumine* ; dans le jaune, *vitelline* ; dans les amandes douces, *amandine* ; — dans la séve et les semences des rosacées.

417. **D.** Où trouve-t-on la fibrine ?

R. Dans les sucs des végétaux, dans les graines des graminées où en se coagulant à l'air elle se change en *gluten* ; — dans les muscles, *musculine* ; — dans le sang où elle est dissoute pendant la circulation et insoluble dans le caillot.

418. D. Comment obtient-on la fibrine du sang ?

R. On bat le sang, la fibrine se coagule, on la lave, puis on la soumet à l'alcool bouillant pour la dégraisser, puis on la sèche.

419. D. Où trouve-t-on la caséine ?

R. Dans le beurre ; — dans le lait où elle est dissoute parce que le sérum est alcalin ; — dans les végétaux des légumineuses.

420. D. Quels sont les caractères distinctifs de l'albumine, de la fibrine et de la caséine ?

R. 1° L'*albumine* se coagule par la chaleur et non par les acides faibles, — 2° la *caséine* ne se coagule pas par la chaleur mais par les acides faibles ; — 3° la *fibrine* est insoluble, la caséine et l'albumine sont solubles.

421. D. Quels sont les caractères de l'albumine dissoute ?

R. Elle est coagulée par les acides forts, la chaleur et l'électricité ; — elle est vis-

queueuse et lévogyre ; — elle est neutre ;
— elle se coagule par le chlore et non
par l'iode qui jouit de la propriété de la
rendre imputrescible ; — elle est dissoute
par les alcalis ; — se putréfie à l'air humide ; — elle est précipitée par le sublimé corrosif, l'acétate de plomb et
l'alun, en un mot par les sels métalliques ; — elle est précipitée par le
chloroforme, l'éther et l'alcool, par le
tannin et les essences pyrogénées, telles
que la créozote, l'acide phénique et
l'huile de houille.

422. D. Pourquoi donne-t-on le nom de *protéiques* aux substances albuminoïdes ?

R. Parce que, selon Mudler, l'albumine, la
caséine et la fibrine ont une base com-
mune, la *protéine*, qui, sur cent parties,
contient 16 d'azote, 7 d'hydrogène, 54
de carbone et 23 d'oxygène, plus différentes proportions de soufre et de phosphore.

423. D. Si l'on prend dix parties de protéine de
l'albumine, dix parties de protéine de

caséine, — quelle sera la proportion de phosphore et de soufre dans chacune de ces protéines différentes?

R. La protéine de la caséine ne contient pas de phosphore et seulement 1 partie de soufre ; — la protéine de la fibrine contient 1/2 de phosphore et 1 de soufre ; — la protéine de l'albumine contient 1 de phosphore et 2 de soufre.

424. D. Comment obtient-on la protéine ?

R. En faisant digérer l'albumine avec de la potasse à une douce température, 50° ; — il se fait du phosphate de potasse et du sulfate de potasse et l'on a la protéine dissoute dans la liqueur, l'on ajoute de l'acide acétique et l'on précipite la protéine qui est blanche, incristallisable, amorphe.

425. D. Cette théorie est-elle admise aujourd'hui?

R. Non, parce que l'on ne peut priver la protéine de la molécule de soufre et de phosphore qu'elle renferme en la faisant digérer dans la potasse à 50°, et que si l'on voulait l'isoler complétement du soufre et du phosphore il faudrait

chauffer jusqu'à 100°, ce qui détruirait
la protéine.

426. D. Quelle est l'action de la potasse caustique sur la peau ?

R. Elle dissout la peau, la trame organique
et pénètre très-avant dans les tissus jusqu'à ce qu'elle soit saturée.

427. D. Quelle est l'action des acides forts et
concentrés sur la peau ?

R. Ils produisent des composés insolubles ;
— ils restent à la surface et ne pénètrent
pas dans l'intérieur des tissus ; il en est
de même du sulfate de cuivre, de zinc,
du nitrate acide de mercure, du nitrate
d'argent, du sublimé corrosif et de l'antimoine.

428. D. Pourquoi l'acide arsénieux et le caustique
des frères Côme sont-ils dangereux ?

R. Parce que n'étant pas coagulants ils sont
résorbés et produisent des empoisonne-
ments.

429. D. Quel est le contre-poison des acides
coagulants ?

R. L'albumine.

430. D. Quel est le rôle des astringents : acétate de plomb, sulfate de fer, alcool tannin sur les tissus? — et quel est le rôle des détersifs potasse et alcalis sur les tissus?

R. Les astringents sont des agents coagulants et donnent avec les produits de sécrétion des composés insolubles.—Les agents détersifs au contraire sont fluidifiants ; ainsi le borax fluidifie les produits de la sécrétion et en favorise l'expulsion, il en est de même de la potasse et des autres alcalis.

431. D. Qu'est-ce que la dialyse?

R. C'est l'art de séparer les substances colloïdes des substances cristalloïdes contenues dans un liquide au moyen d'une membrane ; — les substances cristalloïdes passent seules à travers la membrane ; et les substances colloïdes ne la traversant pas, l'analyse du liquide se trouve faite toute seule.

432. D. L'albumine est-elle putréfiable à l'air?

R. Oui, à l'air humide elle se change en

acide carbonique et en ammoniaque **et**
donne lieu à du carbonate d'ammoniaque et à de l'acide sulfhydrique ; —
c'est la fermentation putride.

FERMENTATION — SUITE DES ALBUMINOÏDES — OSMA-
ZOME — GÉLATINE — CRÉATINE — ACIDE INO-
SIQUE — CHONDRINE — GLUTEN.

433. D. Qu'est-ce que la fermentation d'après
Pasteur et quelles sont les conditions
pour qu'elle ait lieu ?

R. C'est le dédoublement d'une substance
organique en présence d'un ferment ;—
Il faut quatre conditions pour qu'il y
ait fermentation : — 1° l'humidité ; —
2° le contact de l'air contenant des
germes reproducteurs d'animaux ou de
végétaux inférieurs, tels que monades,
vibrions, spores de cryptogames, œufs
d'infusoires, mucédinées ;—3° il faut de
plus 30 ou 40 degrés de chaleur, —
4° enfin il faut une substance organique
fermentescible, telle que l'albumine, le

sucre; — le dédoublement n'a lieu qu'à ces conditions selon Pasteur; — c'est ainsi que le sucre, que l'on met dans l'eau au contact de l'air, se dédouble en alcool et en acide carbonique $C^6H^6O^6$ sucre $= C^4H^6O^2$ alcool $+ C^2O^4$ acide carbonique après avoir été transformé d'abord en acide lactique $C^6H^5O^5HO$.

434. D. Quel est le champignon qui constitue la levûre de bière?

R. Le cryptocoque cellule qui est un ferment végétal qui convertit le sucre en alcool et en acide carbonique.

435. D. Que produit la présence des monades organiques dans l'albumine dissoute?

R. Les monades détruisent l'albumine en produisant du carbonate d'ammoniaque et de l'hydrogène sulfuré.

436. D. En quoi consiste l'expérience de Pasteur sur les ferments vivants?

R. Pasteur dit que tous les ferments sont des êtres vivants, et il le prouve en renfermant dans un ballon la gélatine, l'albumine, en un mot une matière putrescible quelconque ; — il la soumet à l'ébullition ; — la vapeur d'eau chasse tout l'air et par conséquent tous les germes ; — il fond le col du ballon et les matières contenues dedans demeurent indéfiniment imputrescibles ; — mais à peine a-t-il ouvert le ballon qu'elles se putréfient, parce que l'air en pénétrant a transporté des germes d'êtres vivants.

437. D. Quel est le moyen d'empêcher les substances de se putréfier, — et quelles sont les substances antiputrides ?

R. Pour empêcher les substances de se putréfier il faut les soustraire à l'air ; — ou les conserver dans la glace, — ou les dessécher ; — ou bien tuer le ferment vivant par les antiputrides, qui sont la glycérine, l'alcool, le tannin, l'acide acétique, l'acide sulfureux, le camphre, le chloroforme, le sulfate de cuivre, l'arsenic, le goudron, le sublimé corrosif, — l'acide sulfureux pour soufrer les tonneaux, — le sulfate de soude avec lequel on injecte les cadavres, — la teinture d'iode ; — toutes ces substances sont antiputrides parce qu'elles sont toutes des poisons des ferments vivants, et par conséquent préviennent la putréfaction.

438. D. A quel degré la coagulation de l'albumine commence-t-elle :

R. Elle commence à 65° et c'est en chauffant à 70° que l'on coagule l'albumine, soit des urines, soit des sucs gastriques, soit des végétaux.

439. D. A quel degré la coagulation du sang commence-t-elle dans les artères ?

R. A 65°, et c'est pour cela que quand on applique le marteau de Mayor on commence par le sécher afin qu'il n'ait pas 100°, sans quoi il produirait des escarres.

440. D. Qu'arrive-t-il à l'albumine en dissolution quand on l'a séchée à l'air à une température inférieure à celle où elle se coagule ?

R. On peut la redissoudre, mais elle jouit de la propriété de ne pouvoir plus être coagulée ; — et c'est pour cela que les tardigrades, les rotifères et les infusoires quand ils ont été desséchés en été revivent à l'humidité, mais on a beau les chauffer à 100° on ne peut plus les tuer.

441. D. Quelle condition faut-il pour que les œufs et les spores produisent la fermentation *putride* ?

R. En outre de l'air et de l'humidité et d'une température douce, il leur faut rencontrer une matière organique, azotée, fibrine, albumine, etc., pour qu'ils se développent.

442. D. Que faut-il pour que la fermentation alcoolique ait lieu ?

R. Du sucre, de la chaleur et des germes.

443. D. Quels sont les caractères des substances albuminoïdes telles que le gluten et la fibrine ?

R. Ce sont des matières demi-solides, élastiques, d'un blanc grisâtre. En faisant bouillir ces matières avec de l'alcool ou de l'éther on leur enlève la graisse ; —

ces matières en brûlant à l'air dégagent l'odeur de corne brûlée avec une vapeur ammoniacale et laissent un résidu charbonneux qui contient du phosphate de chaux.

444. **D.** Qu'est-ce que l'osmazome ; — que renferme-t-elle ; — d'où provient-elle chimiquement ?

R. C'est une matière extraite de la chair musculaire et du sang ; — elle renferme de la créatine, de l'acide inosique qui donne l'odeur et le goût à la viande ; — elle provient de la molécule protéique $C^{18}H^{14}AZ^2O^6 + ph + S + 20$ d'oxygène.

445. **D.** Les matières albuminoïdes solides, telles que la caséine, la fibrine, sont-elles dissoutes dans *l'eau bouillante ?*

R. Non, elles sont insolubles, excepté la gélatine.

446. **D.** La gélatine existe-t-elle toute formée dans les animaux ? — Que fait-on avec la gélatine ?

R. Non, elle n'existe pas toute formée, mais elle se forme par l'action de l'eau bouillante sur les tissus gélatigènes, tels que les tissus membraneux, les séreuses, les cartilages, les os ; — elle sert à faire la colle en se geléfiant en refroidissant.

447. D. En quoi la gélatine diffère-t-elle chimiquement des autres albuminoïdes ; — quelle est sa formule ?

R. C'est qu'elle ne contient ni soufre ni phosphore, mais une plus grande quantité d'oxygène ; — elle est moins putride à l'air humide que les substances albuminoïdes, parce qu'elle ne contient pas de soufre ; — quand on la calcine, elle se décompose en carbonate d'ammoniaque et en charbon ; — soumise à l'alcool, au tannin et au sublimé, elle est précipitée et non dissoute ; — elle a pour formule $C^{13}H^{10}AZ^2O^5$.

448. D. Sous quelle forme se présente la gélatine ?

R. Elle est de consistance variée, incolore, fade et inodore.

449. D. Qu'est-ce que la chondrine ?

R. C'est la gélatine des cartilages, des os avant l'ossification.

450. D. Qu'est-ce que le glycochole, — comment l'obtient-on, — quelle est sa formule ?

R. C'est un suc de gélatine, cristallisable, blanc, sucré, soluble dans l'eau ; — on l'obtient en faisant agir l'acide sulfurique sur la gélatine ; — sa formule est $C^4H^5AZO^4$.

SUBSTANCES TERNAIRES NEUTRES NON AZOTÉES.

451. D. Quel est le caractère chimique des substances ternaires neutres non azotées ?

R. C'est d'être composées d'oxygène, d'hydrogène et de carbone en proportions variées, — glycose $C^{12}H^{14}O^{14}$, — gomme $C^{12}H^{14}C^{11}$, — fécule $C^{12}H^{10}O^{10}$.

DES GOMMES — DIFFÉRENTES ESPÈCES.

452. D. Comment distingue-t-on la gomme d'avec le sucre et d'avec la fécule ?

R. C'est que quand on la chauffe avec l'acide azotique elle seule donne de l'acide mucique $C^6H^5O^8$.

453. D. Quelles sont les différentes espèces de gommes?

R. La gomme arabique, — la gomme du Sénégal, — la gomme adragante — et la gomme indigène.

454. D. D'où provient la gomme; — quelles sont ses propriétés — et sa formule?

R. Elle provient de l'écorce de plusieurs espèces d'acacias de la famille des légumineuses; — elle est soluble dans l'eau froide parce qu'elle renferme l'arabine, principe immédiat soluble $C^{12}H^{11}O^{11}$; — elle est insoluble dans l'alcool et l'éther et ne cristallise pas; elle est précipitée de ses dissolutions par le sous-acétate de plomb; — elle ne se saccharifie pas, soit par l'acide sulfurique, soit par les ferments; — sa formule est $C^{12}H^{11}O^{11}$.

455. D. La gomme est-elle un aliment respiratoire comme le sucre?

R. Non, parce qu'elle ne produit pas de chaleur dans l'économie.

456. D. A quoi sert la gomme dans l'industrie ?

R. Elle sert en teinture et à épaissir l'encre.

457. D. En quoi la gomme du Sénégal diffère-t-elle de la gomme arabique ?

R. Parce qu'elle est rouge.

458. D. D'où provient la gomme adragante et comment l'obtient-on ?

R. De l'astragal de Bassora ; — elle transpire naturellement de l'écorce, ou bien on l'obtient artificiellement par des incisions faites à l'écorce de l'astragal.

459. D. Combien y a-t-il de formes de gommes adragantes ?

R. Deux formes : ou bien elle est *vermiculaire*, quand elle découle naturellement par transsudation, — ou bien elle est par *plaques*, quand on l'obtient artificiellement par une incision à l'écorce.

460. D. Que devient la gomme adragante dans l'eau froide ?

R. Elle se gonfle, et comme elle ne se dissout pas dans l'eau, elle donne un mu-

cilage très-épais ; — la bassorine est insoluble dans l'eau.

461. D. La gomme adragante se dissout-elle dans
l'eau bouillante ?

R. Oui, car alors elle se transforme en arabine soluble.

462. D. Quelles sont les plantes indigènes qui
produisent la gomme ?

R. Ce sont les plantes qui appartiennent à
la famille des rosacées, — prunier, ce-
risier, etc.

463. D. Les gommes indigènes sont-elles solubles
dans l'eau froide ?

R. Oui, mais en partie seulement, parce
qu'outre l'arabine soluble ; elles contiennent la cérasine qui est insoluble.

PRINCIPES PECTIQUES — PECTOSE — PECTASE —
PECTINE.

464. D. Qu'est-ce qu'un principe pectique ?

R. C'est un principe composé, comme les
acides organiques, d'hydrogène, de carbone et d'oxygène en excès, et qui

produit la gelée végétale dans les fruits et dans certains légumes.

465. D. Quels sont les principes pectiques?
R. La pectose, la pectase et la pectine.

466. D. Qu'est-ce que la pectose?
R. C'est la partie ligneuse dure des fruits verts.

467. D. Qu'est-ce que la pectase?
R. C'est une substance azotée et fermentescible, qui a la propriété de changer la pectose en pectine.

468. D. Comment est la pectine?
R. Elle est blanche, molle, amorphe, soluble dans l'eau chaude où elle se dépose en gelée en refroidissant.

469. D. Que se passe-t-il quand un fruit mûrit?
R. La pectose devient de la pectine sous l'influence de la pectase qui produit la fermentation pectique?

470. D. Sous quelle influence les fruits acquièrent-ils la propriété de se geléfier?
R. C'est sous l'influence de la pectine.

471. D. Comment obtient-on la pectine?

R. Au moyen de l'alcool concentré qui la précipite.

472. D. Comment les acides pectiques et pectosiques se produisent-ils?

R. Par l'action de la pectase sur la pectine, ou bien par l'action des alcalis sur la pectine.

473. D. Comment sont les acides pectiques et pectosiques?

R. Ils sont de consistance molle en gelée, ils sont insolubles dans l'alcool et dans l'eau, ils forment des pectates et pectosates solubles avec les bases potasse et soude.

474. D. Les sucs des fruits, par une ébullition prolongée, perdent-ils la propriété de se geléfier?

R. Oui, parce qu'en présence de la chaleur des acides et de l'eau, la pectine se transforme en parapectine et métapectine, qui sont solubles dans l'eau et ingeléfiables; — il en est de même des acides pectiques qui deviennent parapectiques et qui sont ingeléfiables et solubles, — de là les sirops que l'on obtient par une ébullition longtemps prolongée.

SUBSTANCES LIGNEUSES — CELLULOSE — FÉCULE — AMIDON — DEXTRINE — GLYCOSE — INULINE.

475. D. Quelles sont les substances ligneuses?

R. La cellulose, la fécule, l'amidon, l'inuline et la dextrine.

476. D. Quelle est la formule de la fécule ou amidon — et où la trouve-t-on ?

R. La formule de la fécule est $C^{12}H^{10}O^{10}$, — on la trouve dans les végétaux et dans le foie des animaux où elle prend le nom de glycogène.

477. D. Qu'est-ce que le glycogène?

R. C'est une substance féculante qui se forme dans les cellules épithéliales du foie et qui engendre la glycose.

478. D. Combien les graines de légumes, les graines de pommes de terre contiennent-t-elles pour cent de fécule ?

R. La pomme de terre, $\frac{20}{100}$ de son poids, —

les graines de légumes, $\frac{55}{100}$, les graminées, $\frac{66}{100}$.

479. D. Nommez les diverses fécules.

R. 1° La fécule proprement dite, ou fécule de pomme de terre; — 2° la fécule des graminées ou amidon; — 3° le salep, fécule des tubercules des orchidées; — 4° sagou, fécule des palmiers; — 5° manioc, fécule des euphorbiacées.

480. D. La pomme de terre ne contient-elle que de la fécule?

R. Non, elle contient encore de l'eau, des sels et un peu d'albumine.

481. D. Que contient la farine de froment?

R. Elle contient de la fécule ou amidon, — de la graisse, de la cellulose et du gluten.

482. D. L'amidon est-il soluble?

R. Non, tant que les grains ne sont pas énucléés, mais en le *malaxant* sur un filet d'eau on le rend soluble.

483. D. Quels sont les procédés employés pour la fabrication de l'amidon?

R. Deux procédés : le procédé ancien et le procédé nouveau.

484. D. En quoi consiste le procédé ancien?

R. On abandonne la farine dans l'eau; elle se putréfie; le gluten se change en carbonate d'ammoniac qui s'en va, et l'amidon reste au fond de l'eau; — on le tamise, puis on le met sur des aires en plâtre pour le faire sécher, puis dans des étuves.

485. D. Comment distingue-t-on l'amidon fait avec la farine de l'amidon fait avec la fécule?

R. L'amidon fait avec la farine est en morceaux qui ont la forme d'aiguilles ou de prisme; — il est fendillé, parce que dans l'eau froide, la fécule de froment s'est gonflée et ensuite rétractée et fendillée à la chaleur en se desséchant, — tandis que l'eau, ne gonflant pas la fécule, la laisse en masses non fendillées.

486. D. Le procédé ancien pour faire l'amidon est-il bon?

R. Non, parce qu'il est insalubre, à

cause du gluten qui se putréfie, — ensuite parce qu'il est lent, puisqu'il faut que la farine reste un mois dans l'eau; — il est de plus coûteux, parce qu'on perd le gluten et un dixième d'amidon qui se transforme en glycose et en acide lactique et acétique.

487. D. En quoi consiste le procédé nouveau des amidonniers?

R. L'on met la farine en pâte, on place cette pâte sur une toile métallique et on la soumet à une chute d'eau qui en tombant énuclée l'amidon et le gluten reste sur l'amidonnier. — Ce procédé est économique, rapide, salubre.

488. D. A quoi sert le gluten?

R. A faire des pâtes à soupes, — du macaroni, — le pain des diabétiques, — le chocolat au gluten.

489. D. Comment procède-t-on pour l'extraction de la fécule des pommes de terre?

R. On lave les pommes de terre, — on les soumet à un cylindre dévorateur qui les réduit en pulpe; cette pulpe tombe sur un tamis sur lequel coule une chute d'eau qui entraîne la fécule dans un bassin, — on la recueille, on la lave, on la dessèche comme pour l'amidon.

490. D. La féculerie est-elle plus dangereuse que l'amidonnerie?

R. Non ; elle est moins dangereuse que l'amidonnerie, parce que la fécule ne contient qu'un pour cent de matière azotée.

491. D. Quelles sont les propriétés physiques de la fécule?

R. Elle est en grains formés de couches concentriques dont les internes sont liquides, — les externes sont dures et présentent un ombilic, — la fécule dévie à droite.

492. D. Que devient l'amidon dans l'eau?

R. L'eau froide le gonfle et l'eau chaude le geléfie et le dissout.

493. D. L'alcool et l'éther dissolvent-ils l'amidon?

R. Non.

494. D. Que devient l'amidon en présence de l'iode?

R. Il bleuit, — et si on le soumet à la cha
leur ou à la potasse, il perd sa coloration bleue.

495. D. Comment prépare-t-on la dextrine sous
forme solide?

R. Au moyen de la chaleur, en exposant des
couches de fécule sur des plaques de
tôle à 210 degrés.

496. D. Si l'on chauffe à 175 degrés de la fécule
avec de l'eau, dans un tube fermé,
qu'arrive-t-il?

R. Il se forme de la dextrine et de la glycose.

497. D. Comment fait-on pour avoir la dextrine
pure?

R. Il faut enlever la glycose par l'alcool?

498. D. Quels sont les caractères de la dextrine,
— sa formule, — comment se change-
t-elle en glycose et sous quelle influence?

R. Elle a la même composition chimique
que la fécule $C^{12}H^{10}O^{10}$, — mais elle est
amorphe, — semblable à de la gomme,
— elle est soluble dans l'eau froide et
pas dans l'alcool, — l'iode la colore en

rouge violet, — elle est dextrogyre, — se transforme en glycose, en s'assimilant quatre équivalents d'eau ($C^{12}H^9O^9HO$ *dextrine* se change en $C^{12}H^9O^9 5HO$ *glycose*) sous l'influence de la chaleur, des matières azotées, de la diastase ou des acides étendus.

499. D. Qu'est-ce que la diastase, — quelle est sa nature?

R. C'est une substance albuminoïde blanche, pulvérulente, amorphe, soluble dans l'eau; — on l'extrait de l'orge germé, elle possède la propriété de faire subir à l'amidon et à la fécule une catalyse dextrinique; — elle se putréfie à l'air humide et non à l'air sec.

500. D. Comment obtient-on la germination de l'orge?

R. En mouillant l'orge à l'air.

501. D. Qu'est-ce que le malt qui sert à la fabrication de la bière?

R. C'est de l'orge germé que l'on a fait sécher et que l'on a pulvérisé; — il contient la diastase qui fera fermenter la bière en changeant la fécule en sucre soluble.

502. D. Quel rôle joue la diastase dans les graines?

R. Elle transforme la fécule du germe en sucre soluble et absorbable par l'embryon qui s'en nourrit tant qu'il n'a encore ni feuille ni racine, — elle produit une fermentation glycosique.

503. D. Comment obtient-on la diastase?

R. En faisant une infusion de malt on obtient une dissolution de diastase que l'on précipite par l'alcool, — cette diastase ainsi précipitée peut être encore dissoute.

504. D. Quelle est la quantité de sucre que la diastase transforme en dextrine, puis en glycose?

R. 2,000 fois son poids de sucre.

505. D. Comment fabrique-t-on le sirop de fécule?

R. En chauffant la fécule avec de l'eau et un trentième d'acide sulfurique; — l'on sature l'acide sulfurique par la craie, —

l'on filtre avec le noir animal et l'on évapore jusqu'à 30° Beaumé.

506. D. Comment sait-on que toute la fécule
n'est pas transformée en sirop?

R. Quand elle bleuit encore par l'iode ou
qu'elle n'est pas encore entièrement soluble dans l'alcool.

507. D. Comment obtient-on avec la fécule de
la glycose cristallisée, — et quelle est
sa formule?

R. L'on attend que le sirop de fécule mar-
que 40°, et on le verse dans des tonneaux
percés de trous fermés par des chevilles;
— la glycose cristallisée se dépose sous
forme de choux-fleurs; sa formule est
$C^{10}H^{14}O^{14}$.

508. D. Qu'est-ce que l'inuline?

R. C'est la fécule de l'inula (l'aunée) du to-
pinambour et des synanthérées.

509. D. Comment l'obtient-on?

R. On fait une infusion d'aunée que l'on
précipite par l'alcool.

510. D. Quels sont ses caractères?

R. Elle est lévogyre, blanche, amorphe, soluble dans l'eau chaude, insoluble dans l'alcool; — elle jaunit par l'iode; —elle produit le sucre d'inuline sans passer par l'état de dextrine; — ce sucre est incristallisable.

511. D. Comment se forme la fécule dans les végétaux, — et quelle modification subit-elle pendant la germination?

R. La fécule se forme aux dépens de l'eau et de l'acide carbonique $H^{10}O^{10}+C^{12}O^{24}$ $=O^{24}+(C^{12}H^{10}O^{10}$ fécule). — Au moment de la germination, cette fécule est saccharifiée par la diastase pour nourrir l'embryon, et alors il se dégage de la chaleur et de l'acide carbonique, parce qu'une partie du sucre est brûlée.

512. D. Quelle est l'origine de la fécule chez les animaux?

R. Il y en a deux : une extérieure ou alimentaire, — et une interne ou animale; — la fécule d'origine externe provient des aliments amylacés; elle se transforme en dextrine et glycose par la ptyaline de la salive et par la pancréatine;

elle pénètre dans le foie par la veine porte.

513. D. Quelle est l'origine de la fécule interne animale ou *glycogène?*

R. Le glycogène ou fécule du foie se forme de toutes pièces dans les acinies du foie; il passe ensuite à l'état de sucre soluble par l'action du sang et de la diastase hépatique, à mesure que l'économie a besoin de sucre pour faire de la chaleur.

514. D. Que devient le sucre quand il s'est ainsi formé dans le foie?

R. Il est pris par les veines hépatiques; il entre dans la circulation où il est détruit, brûlé, pour faire de la chaleur; — le rôle du sucre pris comme aliment est le même.

515. D. Que se passe-t-il chimiquement quand nous brûlons du sucre dans notre économie (réaction).

R. $C^{12}H^{12}O^{12} + 12\,HO + O\,24 = 12\,CO^2$ acide carbonique $+ 12\,HO$ de l'eau, qui donnent de la chaleur.

516. D. L'animal fait-il de l'albumine?

R. Non, l'animal ne fait pas d'albumine.
— C'est la plante qui la crée au moyen
du carbonate d'ammoniaque qu'elle fa-
brique, par l'acide carbonique, l'eau et
l'azote qu'elle absorbe.

517. D. Comment les animaux peuvent-ils digérer les matières albuminoïdes qui sont
insolubles?

R. Au moyen de leur suc gastrique qui les
transforme en albuminose soluble, absorbable et assimilable.

518. D. Qu'est-ce qui dans le suc gastrique transforme l'albumine en albuminose?

R. C'est la pepsine.

CELLULOSE — SES PROPRIÉTÉS.

519. D. Qu'est-ce que la cellulose, — quelle est
sa formule?

R. C'est le principe immédiat, constitutif
des cellules du parenchyme des plantes
(coton, chanvre, le papier, le lin); —

elle est blanche, solide, diaphane; — sa formule est : $C^{12}H^{10}O^{10}$.

520. D. Les animaux ont-ils de la cellulose?

R. Non. — La cellulosé ne se trouve que dans les végétaux; — tandis que la gélatine, l'albumine, la fibrine et la caséine se trouvent dans les végétaux et les animaux.

521. D. Comment prépare-t-on la cellulose?

R. En traitant la moelle de sureau réduite en poudre par l'eau chlorée qui la décolore; — puis on la traite par la potasse qui enlève le chlore et les matières grasses; — on la lave dans l'eau distillée et on la fait dessécher.

522. D. Quelles sont les propriétés chimiques de la cellulose?

R. Elle est insoluble dans l'eau, l'alcool, l'éther, — insoluble dans la lessive de potasse et de soude. Soumise à l'iode, elle jaunit; si on ajoute de l'acide sulfurique, elle bleuit, parce que l'acide sulfurique la transforme en fécule. — Si ainsi réduite on ajoute de l'eau bouillante, elle se change en dextrine et en glycose.

523. D. En quoi la cellulose traitée à chaud par l'acide sulfurique diffère-t-elle de la gomme?

R. La cellulose et la fécule, en un mot, les principes ligneux se changent en acide oxalique, tandis que la gomme se change en acide mucique.

524. D. Qu'est-ce que le pyroxyle, — et comment l'obtient-on?

R. C'est du coton ou du papier qui est devenu explosible en le trempant dans de l'acide azotique concentré $C^{24}H^{17}O^{17}$, $5\ AZO^5$.

525. D. Pourquoi le pyroxyle en brûlant produit-il tant de gaz et une si forte explosion?

R. $C^{24}H^{17}o^{17}, azo^5 = 17\ HO$ de vapeur $+ 5\ AZ + 23\ CO + CO^2$. Cette immense quantité de vapeur, d'azote, d'oxyde de carbone et d'acide carbonique produit l'explosion.

526. D. Qu'est-ce que l'axyloïdine chimiquement?

R. C'est la cellulose ou amidon dont une molécule d'hydrogène est remplacée par une d'acide hypoazotique $C^{12}H^9AZO^4$.

527. D. Qu'arrive-t-il si l'on traite l'axyloïdine par l'acide sulfhydrique ?

R. On obtient du soufre, — l'axyloïdine est changée en amidon qui jouit alors de la propriété de se dissoudre dans l'eau.

528. D. Qu'est-ce que le collodion ; — comment le prépare-t-on ?

R. C'est une solution éthérée de pyroxyle ; — il est fluide, incolore, sirupeux ; — on le prépare avec une partie de fulmi-coton, une partie d'alcool, quinze parties d'éther que l'on agite dans un flacon bouché.

529. D. A quoi sert-il ?

R. On l'étend sur la peau dans les cas de blessure et de plaies de la face ; — l'éther, par la chaleur de la peau, se vaporise, et le collodion, en se séchant, rapproche les bords de la plaie et la met à l'abri de l'air ; — on l'emploie encore dans les fissures, l'érysipèle et les brûlures.

530. D. Qu'arrive-t-il si l'on chauffe à l'air la cellulose avec de la potasse caustique dans une capsule de platine et qu'on précipite la potasse par l'acide chlorhydrique? — (réaction).

R. Il se forme un dépôt noir d'acide humique, ulmique, acide noir, acide mélanique, ulmine; en un mot de l'humus (réaction $C^{48}H^{40}O^{40}$, cellulose, 4 molécules $+ O^{16}$ air, $+ 9\,KO = 28\,HO + 8\,CO^2KO) + (C^{40}H^{12}O^{12})\,KO$, acide humique terreux.

531. D. Si la cellulose est chauffée en vases clos, que produit-elle? — réaction.

R. De l'eau et du charbon $C^{12}H^{10}O^{10} = 10\,HO + C^{12}$.

PRODUITS DE LA DISTILLATION DU BOIS.

532. D. Quels sont les produits que l'on obtient en distillant du bois en vase clos?

R. 1° Du goudron de bois, huile de bois, — 2° de l'acide pyroligneux ou acétique $C^4H^3O^3$, HO, — 3° enfin de l'alcool de bois ou esprit de bois $C^2H^4O^2$; — en outre, on obtient de la créosote et de la paraffine en distillant le goudron de bois.

533. **D.** Qu'est-ce que la paraffine ; — à quoi sert·elle ?

R. C'est une substance cristalline, dure, de nature grasse, très-hydrocarbonée, — fusible à 470°, — elle sert à faire la bougie à cause de sa combustibilité.

534. **D.** Qu'est-ce que la créosote ; — quelle est son utilité, — sa formule ?

R. Liquide d'odeur empyreumatique, sans couleur, mais brunissant à l'air, précipitant l'albumine et coagulant très-énergiquement les substances organisées, plus dense que l'eau, peu soluble dans ce liquide, soluble dans l'alcoöl ; — elle est antiputride et conserve les matières animales ; — sa formule est $C^{28}H^{16}O^4$.

535. **D.** Qu'est-ce que le goudron médicinal ?

R. C'est celui que l'on retire par la distillation des bois de sapin quand on a extrait la térébenthine.

536. D. Que contient le goudron, — et quelles sont ses propriétés thérapeutiques?

R. Il contient de la créosote, de l'acide acétique et un peu de térébenthine; — il est anticatarrhal et antiputride.

CHARBON ET SES DIFFÉRENTES ESPÈCES — TOURBE — HOUILLE — GAZ DE L'ÉCLAIRAGE — GOUDRON.

537. D. Combien y a-t-il de procédés pour faire le charbon?

R. Trois procédés : — 1° par distillation des branches de peupliers en vases clos, et l'on recueille le produit de la distillation; — 2° procédé des forêts : l'on met le bois en meules couvertes de terre, en ménageant quelques trous en haut, un évent en bas; l'on perd par ce procédé les produits de la distillation; — 3° procédé par l'altération du bois au contact de l'air dans le sol pour former des gisements charbonneux.

538. D. Pourquoi le bois se pourrit-il à l'air?

R. Parce qu'il y a de la matière azotée dans les cellules, et que cette matière donne naissance à des vers et à des cryptogames qui usent les cellules du bois.

539. D. D'où provient la tourbe, — de quoi est-elle composée?

R. C'est le résultat de la calcination de débris de végétaux et de matières terreuses à la surface de la terre —; elle est composée de matières végétales, d'eau et de charbon.

540. D. Où trouve-t-on les lignites, — l'anthracite, — la houille — et le graphite.

R. Le lignite dans les terrains tertiaires, — l'anthracite dans les terrains de transition, — la houille dans les terrains secondaires et à leur base, — le graphite dans les terrains primitifs.

541. D. Comment obtient-on le coke?

R. Soit en brûlant la houille, soit en la distillant dans des cornues?

542. D. Que contient le gaz de l'éclairage?

R. De l'hydrogène bicarboné, — de l'oxyde de carbone, — de l'hydrogène protocarboné, combustibles et éclairants, — du sulfure de carbone, — de l'hydrogène sulfuré, — du goudron de houille, — des sulfhydrates et des carbonates d'ammoniaque.

543. D. Comment purifie-t-on le gaz de l'éclairage?

R. On le purifie de l'huile de houille, goudron ou coalthar, en le faisant passer sur du coke, — du carbonate et sulfhydrate d'ammoniaque au moyen du chlorure de manganèse, — on le purifie de l'acide sulfhydrique et carbonique par la chaux.

GOUDRON DE HOUILLE ET SES PRODUITS — BENZINE — NITROBENZINE — ANILINE.

544. D. Que contient le goudron de houille?

R. Trois sortes de principes : 1° des principes neutres hydrocarbonés seulement, la benzine $C^{12}H^6$, et la naphtaline $C^{10}H^4$ qui sert à faire les bougies; — 2° des carbures d'hydrogène acides oxygénés, l'acide phénique $C^{12}H^6O^2$; — 3° carbures d'hydrogène alcalins ou alcaloïdes azotés, la quinoléine ou leucole $C^{18}H^8AZ$, l'aniline $C^{12}H^7AZ$.

545. D. A quel degré bouillent la quinoléine, la naphtaline, l'acide phénique et la benzine?

R. La quinoléine à 250°, la naphtaline à 200°, l'acide phénique à 180°, la benzine à 85°.

546. D. Qu'est-ce que la benzine, — comment l'obtient-on, — quel est son usage?

R. C'est un liquide combustible, éclairant, insoluble dans l'eau, soluble dans l'alcool; — on l'obtient par la distillation de l'huile de houille; — elle sert à dissoudre les matières grasses.

547. D. Si l'on traite la benzine par l'acide nitrique, qu'obtient-on — (réaction)?

R. L'on obtient la nitrobenzine, que l'on emploie en pharmacie à cause de son odeur d'amandes amères — (réaction), $C^{12}H^6 + AZO^5 = HO + (C^{12}H^5AZO^4$ nitrobenzine).

548. D. Si l'on traite la nitrobenzine par le bisulfhydrate d'ammoniaque, qu'obtient-on?

R. L'on obtient l'aniline $C^{12}H\,AZ$. — Ce corps liquide, incolore, d'odeur vineuse, jouit de la propriété de se colorer des couleurs les plus brillantes et les plus variées, blanc, bleu, rouge, par l'action des réactifs oxydants.

DE L'ACIDE PHÉNIQUE.

549. D. Qu'est-ce que l'acide phénique ou le phénol ; — quelles sont ses propriétés et ses usages ; — sa formule?

R. C'est un produit de la distillation de la houille ; — il est blanc, solide, incolore, cristallisable en aiguilles qui fondent à 20° en répandant une odeur fétide d'huile de houille ; — il sert à conserver les matières animales en coagulant l'albumine ; il est antiputride parce qu'il détruit les insectes ; — sa formule est $C^{12}H^{6}O^{2}$.

550. D. Qu'est-ce qui arrive quand on traite l'acide phénique par l'acide nitrique — (réaction)?

R. L'on a de l'acide carbazotique $C^{12}H^6O^2$ $+ 3AZO^5 = 3HO + (C^{12}H^3(AZO^4)(3)O^2$; il est jaune oranger et sert à teindre la soie.

SUITE DES GOUDRONS — BITUME — PÉTROLE — ASPHALTE.

551. D. Qu'est-ce qu'un bitume?

R. C'est un goudron minéral naturel qui se forme par l'action de la chaleur terrestre sur les gisements carbonifères, — qui brûle en répandant une fumée épaisse très-odorante.

552. D. Combien y a-t-il d'espèces de bitumes?

R. Deux :—1° bitumes solides, la naphtaline et la paraffine (suif des montagnes avec lequel les Moldaves s'éclairent), on le trouve dans les gisements lignitiques; — 2° bitumes liquides, le pétrole, que l'on trouve dans les gisements houillers.

553. D. Comment purifie-t-on le pétrole, — en quoi se change-t-il?

R. On le purifie en le distillant; — il se change

en huile de naphte qui a une odeur empyreumatique et qui sert à conserver le
potassium.

554. D. Qu'est-ce que l'asphalte?

R. C'est le mélange de matières siliceuses
et calcaires avec des substances hydrocarbonées inflammables; — l'asphalte
est fusible par sa matière bitumineuse
et dure, par sa matière calcaire.

SUCRES — GLYCOSE — FERMENTATION ALCOOLIQUE — SUCRE DE CANNE — SUCRE DE BETTERAVE.

555. D. Qu'appelle-t-on sucres en chimie?

R. Ce sont des matières hydrocarbonées
neutres, qui sont solubles dans l'eau, —
d'une saveur sucrée, et qui subissent la
fermentation alcoolique et lactique.

556. D. Qu'est-ce que la fermentation alcoolique
— (réaction)?

R. C'est un dédoublement du sucre en
alcool et en acide carbonique. — Réaction $C^6H^6O^6$ sucre $= C^4H^6O^2$ alcool
$+ C^2O^4$ acide carbonique.

557. D. Ne se forme-t-il, par la fermentation alcoolique du sucre, que de l'acide carbonique et de l'alcool?

R. Non, — il se forme encore de la glycérine, — de la mannite, — de l'acide succinique — et de l'acide lactique.

558. D. Qu'est-ce qui donne une réaction acide à la liqueur sucrée quand elle est en fermentation alcoolique ?

R. C'est l'acide succinique $C^8H^4O^6$.

559. D. Combien y a-t-il d'espèces de sucres; — quelles sont les propriétés de chacun d'eux — et leur formule?

R. 1er groupe : — 1° la glycose $C^{12}H^{12}O^{12}$, qui dévie à droite : c'est du sucre de fécule ou de raisin ; on le trouve encore dans les urines des diabétiques et dans le foie ; — 2° la lactose, sucre de lait que l'on obtient en faisant évaporer le sérum ; — 3° la lévulose, que l'on obtient soit en évaporant le jus de raisin, soit en chauffant le sucre de canne qui de dextrogyre devient lévogyre, aussi l'appelle-t-on sucre interverti ; — 4° l'inosine, sucre de

·viande. — 2ᵉ groupe, le sucre de canne
$C^{12}H^{11}O^{11}$, le sucre de betterave, la mel-
lithose du miel, la mannite de la manne,
la dulcose, la pennite et la quercite.

560. D. Qu'est-ce que la glycose, — quelles sont
ses propriétés et quelle est sa formule ?

R. La glycose c'est le sucre de fécule ou de
raisin, — elle est difficilement cristallisable ; elle est mamelonnée en forme de
choux-fleurs d'un blanc opaque ; elle est
soluble et cristallise dans l'alcool en
forme de prisme, soluble dans deux fois
son volume d'eau, et beaucoup moins soluble que le sucre ordinaire ; elle a une
saveur farineuse et sucrée ; elle est dextrogyre ; — les urines sont d'autant plus
dextrogyres qu'elles contiennent plus de
glycose. — Sa formule est $C^{12}H^{14}O^{14}$ ou
bien $C^{12}H^{12}O^{12}2HO$.

561. D. Que devient la glycose quand on la soumet à la chaleur ?

R. Elle fond à 100° en perdant deux équivalents d'eau de cristallisation ; à 150°
elle perd encore trois équivalents d'eau

et devient ($C^{12}H^9O^9$ caramel) ; à 200°
elle perd encore de l'eau et se change en
acide ulmique mélanique humique ; enfin, au delà de 200° elle a perdu toute
son eau et donne lieu à du charbon.

562. D. Comment prépare-t-on la glycose ?

R. En projetant dans 500 parties d'eau à
104° et contenant 15 parties d'acide sulfurique, 100 parties de fécule.

563. D. Le caramel est-il soluble dans l'eau et
les alcalis ?

R. Il est insoluble dans l'eau et soluble dans
les alcalis.

564. D. Comment s'y prend-on pour reconnaître le sucre dans les urines, en un mot,
quelles sont les réactions de la glycose ?

R. En faisant bouillir les urines des diabétiques avec la potasse, elles prennent une
coloration brune avec formation d'acides
noirs, — ou bien l'on soumet la glycose
ou les urines à l'acide sulfurique concentré et l'on a de l'acide sulfoglucique
— $C^{24}H^{20}O^{20}$ 2 SO^3. — Si on chauffe la
glycose avec de l'acide azotique, l'on

obtient de l'acide oxalique. — Si l'on verse un mélange d'acide sulfurique et de peroxyde de manganèse, l'on obtient l'acide formique $C^2H^2O^2$ sucre $+$ 2 m n $O^2 + 2\,SO^3 = 2$ m n o, $SO^3 + (C^2H^2O^4$ acide formique); la glycose jouit donc de la propriété réductrice ou d'absorber l'oxygène au plus haut degré.

565. D. Si l'on chauffe de la glycose avec de l'acétate de cuivre, qu'arrive-t-il—(réaction)?

R. L'acétate de cuivre perd sa coloration bleue; il se forme un oxyde cuivreux oranger, parce que l'oxyde cuivrique a été réduit en oxyde cuivreux — $C^2H^2O^2$ sucre $+ Cu^4O^4 = C^4H^4O^4 + Cu^4O^2$ ($2\,Cu^2O$ oxyde cuivreux); c'est un moyen de reconnaître encore le sucre dans les urines.

566. D. Comment le sucre est-il brûlé dans le sang — (réaction) ?

R. $C^2H^2O^2 + O^4 = 2HO + 2\,CO^2$.

567. D. Par quoi le sucre est-il réduit dans le sang?

R. Par la potasse, mais il n'est pas rédui par les acides.

568. **D.** Qu'est-ce que la liqueur de Bariswil, — à quoi sert-elle — (réaction)?

R. La liqueur de Bariswil est du tartrate cupropotassique ; — elle sert à déceler la présence du sucre dans les urines, — réaction $Cu^4O^4 + C^2H^2O^2 = C^2H^2O^4$ acide formique $+ Cu^2O$, qui a une couleur orange de protoxyde de cuivre qui fait connaître la présence du sucre dans les urines.

569. **D.** Qu'arrive-t-il quand on met de la glycose dans de l'eau iodée?

R. L'eau est décolorée, il se forme de l'acide formique et de l'acide iodhydrique.

570. **D.** Que devient la glycose en présence de la levûre de bière?

R. Elle se dédouble en acide carbonique et en alcool.

571. **D.** En quoi se transforme la glycose en présence de la caséine?

R. Elle se transforme en acide lactique $C^6H^6O^6$ glycose $= C^6H^5O^5$, HO.

572. **D.** Que devient la fécule sous l'influence de la diastase de la salive?

R. Elle se change en dextrine et ensuite en glycose solubles, qui se changent en acides lactiques, puis en lactates par les alcalis des intestins.

573. D. Quel est l'organe qui sécrète la glycose?

R. C'est le foie, et ce sont les poumons qui la transforment en acide lactique $C^6H^6O^6$ $C^6H\,O^5,HO$.

574. D. La glycose ne produit-elle qu'une transformation lactique et alcoolique?

R. Non, elle subit encore la fermentation acétique en présence de la caséine, — la fermentation visqueuse en présence du gluten — et la fermentation biturique $C^{12}H^{12}O^{12} = C^4O^8\,(4\,CO^2) + 4\,H + (C^8H^8O^4$ acide biturique).

575. D. Quels sont les caractères de la glycose?

R. 1° forme prismatique, — 2° solubilité dans l'alcool absolu, — 3° stable dans les acides, — 4° instable en présence des alcalis et des agents oxydants, — 5° grand pouvoir réducteur, — 6° en présence de la levûre de bière, elle entre en fermentation alcoolique avec dégagement d'acide carbonique, — 7° elle réduit le tartrate cupropotassique avec dépôt oranger d'oxyde de cuivre, — 8° elle est dextrogyre, — 9° elle se décolore en brun par la potasse.

576. D. Qu'est-ce que la lévulose, — comment l'obtient-on, — quelles sont ses propriétés ?

R. La lévulose est du sucre interverti, incristallisable, sucre de raisin ; — on l'obtient en évaporant le jus de raisin ou en intervertissant le sucre de canne par de l'acide sulfurique étendu ; — elle brunit par ébullition avec la potasse, réduit le tartrate cupropotassique ; enfin elle fermente par la levûre de bière.

577. D. Comment distingue-t-on la lévulose de la glycose ?

R. Elle ne cristallise pas ; elle est soluble dans l'eau ; ne se dissout pas dans l'alcool absolu ; enfin, quand on l'abandonne à l'air, elle prend deux molécules d'eau de cristallisation et se change en glycose.

578. **D.** Quelle est la formule de l'amidon, — de la dextrine, — de la glycose?

R. L'amidon a pour formule $C^{12}H^{10}O^{10}$, — la dextrine $C^{12}H^{10}O^{10}$, — la glycose $C^{12}H^{12}O^{12}$; la glycose renferme deux molécules d'eau de plus que la dextrine, — le sucre de canne $C^{12}H^{11}O^{11}$ contient une molécule d'eau de moins que la glycose.

579. **D.** Qu'est-ce que la lactine, quelles sont ses propriétés?

R. C'est le sucre de lait; — elle est dextrogyre; elle se métamorphose en acide lactique en présence des substances albuminoïdes.

580. **D.** Comment distingue-t-on la lactine de la glycose?

R. C'est qu'elle ne fermente pas immédiatement en présence des ferments, et que si on la chauffe avec l'acide azotique, elle ne donne pas d'acide oxalique, mais de l'acide mucique et tartrique.

581. **D.** Combien la canne à sucre contient-elle de sucre cristallisable?

R. Elle contient 9 pour cent de jus et

18 pour cent de sucre cristallisable;
le reste est de la mélasse qui est incristallisable à la chaleur.

582. D. Comment s'y prend-on pour précipiter
l'albumine contenue dans le sucre — et
pour le décolorer?

R. On précipite l'albumine du sucre par la
chaleur — on le décolore par le charbon.

583. D. Comment extrait-on le sucre de la betterave?

R. On râpe la betterave au cylindre dévo
rateur et l'on soumet la pulpe à la presse
hydraulique ; on retire ainsi 80 pour
cent de jus; mais comme ce liquide s'al-
tère facilement, on l'épure et on le con-
centre par évaporation. — Pour l'épurer
et le déféquer, c'est-à-dire le débarras-
ser de son albumine, on se sert d'un
lait de chaux qui éclaircit le liquide;
on filtre au noir animal, et pour le dé-
barrasser ensuite de la chaux, on fait
passer un courant d'acide carbonique,
puis on évapore, — puis on laisse refroi-

dir à 55°. — On le met ensuite dans des moules, et comme ce pain de sucre n'est pas blanc, parce qu'il renferme de la mélasse, l'on verse sur la base du pain de sucre, ainsi renfermé dans sa forme, de la clairce, c'est-à-dire une dissolution concentrée de sucre clarifié; celle-ci pénètre dans le sucre, en chasse la mélasse et la force à s'égoutter.

584. D. Quelle est la composition du jus de betterave?

R. Eau, 83,5, — sucre, 10,5, — matières albuminoïdes, 1,5, — matières organiques et sels minéraux, 4,5.

585. D. Qu'est-ce que le sucre interverti?

R. C'est du sucre de canne qui est devenu lévogyre et incristallisable, soit par les ferments, soit par l'action de la chaleur, soit par l'action des acides étendus; — il s'hydrate, et au lieu d'avoir pour formule $C^{12}H^{11}O^{11}$, il a pour formule $C^{12}H^{12}O^{12}$.

586. D. Quelles sont les propriétés du sucre de canne et sa formule?

R. Il est cristallisé en prismes rhomboïdaux, tel est le sucre candi ; — il est dextro-gyre, insoluble dans l'alcool absolu, à moins que ce ne soit à chaud, soluble dans l'eau et à l'alcool étendu ;— sa formule est $C^{12}H^{11}O^{11}$.

587. D. Comment distingue-t-on le sucre de canne de la glycose?

R. Il ne brunit pas avec la potasse — et ne réduit pas le tartrate cupropotassique ; — il est stable en présence des alcalis et des agents oxydants, — il est interverti en présence des alcalis étendus, de là chaleur et des ferments.

588. D. Comment raffine-t-on le sucre de canne ?

R. Avec un lait de chaux, du sang de bœuf et du noir animal.

589. D. Comment obtient-on le caramel, — le sucre d'orge, — le sucre interverti?

R. On obtient le caramel en chauffant le sucre à 215 ou 220°; — si l'on chauffe à 160°, le sucre fond, devient vitreux, *sucre d'orge* ; à 180° degrés il se change en sucre interverti, sucre des fruits ; — au delà de 230° il se carbonise.

590. **D.** Qu'arrive-t-il au sucre quand on le soumet à l'acide sulfurique ?

R. Il noircit, passe à l'état d'acide mélanique en perdant de l'eau.

591. **D.** Qu'arrive-t-il chimiquement dans la fermentation du sucre — (réaction) ?

R. Il se fait un dédoublement du sucre en acide carbonique et alcool. — Réaction $C^6H^6O^6 = C^2O^4 + C^4H^6O^2$.

592. **D.** Quelle est la condition de la fermentation alcoolique du vin et de la bière ?

R. Il faut : 1° du sucre ; 2° de l'albumine ; 3° de l'eau contenant des germes animés, œufs ou spores, qui trouvant une substratum dans l'albumine, prendront vie et produiront la fermentation alcoolique du liquide sucré du vin ou de la bière ; — il faut ajouter, 4° de l'eau ; 5° de la chaleur 35°, et cela parce que les ferments ne peuvent vivre que dans les liquides qui ont de 8 à 60° de température.

593. D. Que voit-on quand la fermentation d'un liquide sucré a lieu, tel que vin, bière?

R. Le liquide se trouble, — l'on aperçoit au microscope des globules, ce sont des cryptocoques, algues ou champignons, qui proviennent des germes et spores de l'air et qui se sont développés au contact de l'albumine et du sucre. — Ces globules se reproduisent et se multiplient par gemmes tant qu'il y a de l'albumine; — leur existence est très-courte; ils montent à la surface du liquide, laissent crever une bulle d'acide carbonique, puis retombent pour remonter encore à la surface et retomber de nouveau; enfin ils meurent et restent au fond du liquide, altérant l'albumine qui se change en carbonate d'ammoniaque, d'où fermentation putride.

594. D. Quels sont les agents destructeurs des ferments?

R. 1° Les agents toxiques arrêtent la fermentation en tuant les germes; — c'est ainsi que l'on arrête la fermentation dans les vieux tonneaux, en les passant à la vapeur d'acide sulfureux, et que l'on arrête la fermentation putride des cadavres en les injectant avec le sulfite de soude; — c'est ainsi aussi que le camphre, les essences, le sublimé corrosif, en tuant les insectes, empêchent la fermentation; — il en est de même de la chaleur ou du froid intense, — du tannin, de l'alcool et de l'acide acétique.

595. **D.** Quelles sont les applications de la fermentation alcoolique à l'industrie?

R. La panification, — la vinification, — la fabrication de la bière.

DE LA PANIFICATION.

596. **D.** Comment se fait la panification?

R. 1° L'on hydrate la farine en la pétrissant dans de l'eau tiède; 2° l'on y ajoute de la levûre de bière parce qu'elle contient du sucre, de l'albumine et de la fibrine; 3° on abandonne la pâte, — elle

fermente; la fécule se change en glycose, et la glycose en alcool et acide
carbonique qui, en s'échappant, soulève
le gluten et rend le pain spongieux;
4° l'on fait cuire pour chasser l'eau et
tuer les ferments.

DE LA BIÈRE.

597. D. Qu'est-ce que la bière ?
      R. C'est de l'orge germé et du houblon que
l'on a fait fermenter par infusion.

598. D. Qu'arrive-t-il quand la bière fermente ?
      R. La fécule de l'orge se saccharifie par
l'action de la diastase qui se fait autour
du germe de l'orge germé ; il faut pour
cela de l'eau chaude.

599. D. Quelle est la composition de la bière ?
      R. Sur 100 grammes : 4 d'alcool, — 4 de
principes nutritifs : dextrine et sucre,
— 2 de principes amers : houblon ; —
90 d'eau. Il y a en outre de la matière
grasse et du gluten.

600. D. Qu'est-ce qui rend la bière placide, et

combien contient-elle de principes nutritifs ?

R. Elle est placide parce qu'elle contient
du houblon, qui est amer et aromatique ;
— elle contient 40 grammes par litre de
principes nutritifs et 40 grammes d'alcool.

VINIFICATION — ET ALCOOL.

601. D. Pourquoi foule-t-on le raisin quand on
fait du vin ?

R. C'est afin de mettre le jus de raisin en
contact avec l'air.

602. D. Que se passe-t-il dans la fermentation
du vin ?

R. Il se forme de l'alcool et de l'acide carbonique, car les cryptocoques de l'air
en-tombant sur l'albumine du raisin
produisent la fermentation, c'est-à-dire
le dédoublement du sucre.

603. D. Comment s'y prend-on pour enlever les
impuretés du vin, c'est-à dire pour le
clarifier ?

R. On le colle, c'est-à-dire que l'on balaye les impuretés avec de la gélatine, de l'albumine ou de la colle de poisson qui se combine au tannin.

604. D. Comment empêche-t-on le vin de tourner à l'acide ?

R. Pour éviter cette maladie du vin rouge, il faut enlever le dépôt de lie qui s'est formé, sans quoi il se forme de l'acide acétique.

605. D. Que contient le vin ?

R. De l'alcool depuis 7 jusqu'à 30 pour cent, du sucre, de l'extractif, du tannin, de la matière colorante, de la crème de tartre, de l'éther ou essence de vin qui lui donne son odeur, des sels de potasse et de fer.

606. D. Qu'appelle-t-on vins acides, vins spiritueux, vins mousseux, vins astringents ?

R. Les vins acides sont ceux qui sont riches en crème de tartre et qui n'ont que peu d'alcool, 8 à 10 pour cent, ce sont ceux des pays froids; — les vins spiritueux sont ceux qui sont fortement alcoolisés, 20 pour cent d'alcool, ce sont les vins sucrés du Midi : lacryma-christi, xérès, malaga ; — les vins mousseux sont ceux qui contiennent beaucoup d'acide carbonique et 12 pour cent d'alcool ; — les vins astringents contiennent beaucoup de tannin et de matières colorantes et 10 à 15 pour cent d'alcool : vins de Bourgogne et de Bordeaux.

607. **D.** Comment obtient-on l'eau-de-vie de Cognac, le rhum, le tafia, l'eau-de-vie de betterave, l'eau-de-vie de fécule, l'eau-de-vie de grains ?

R. L'eau-de-vie de Cognac s'obtient par la distillation des vins du Midi ; le rhum par la distillation des mélasses premières provenant des cannes à sucre ; le tafia, des mélasses secondes ; le kirsch, par la distillation des merises ; l'eau de-vie de betterave en laissant fermenter, puis en distillant le jus de betterave ; l'eau-de-vie de fécule en abandonnant le sirop de fécule à la fermentation, puis à la distillation ; l'eau-de-vie de grains en saccharifiant les grains ou en les faisant fermenter et distiller.

608. D. Quel est l'appareil distillatoire le plus usité pour les liquides fermentés?

R. C'est celui de Langier.

609. D. Peut-on obtenir par la simple distillation de l'alcool anhydre ou absolu?

R. Non, l'alcool sera toujours mêlé d'eau, 10 à 15 pour cent, quelque nombre de distillations que l'on fasse.

610. D. Comment obtient-on l'alcool absolu?

R. C'est quand on laisse macérer l'alcool sur de la chaux en petits fragments et qu'ensuite on distille plusieurs fois au bain-marie sur des fragments de chlorure de calcium.

611. D. Qu'appelle-t-on eau-de-vie, esprit-de-vin, alcool?

R. L'eau-de-vie est une liqueur qui ne contient que 50 pour cent d'alcool; l'esprit-de-vin contient plus de 50 pour cent d'alcool; enfin l'alcool 90 pour cent, l'alcool absolu, ne contient plus d'eau, c'est de l'alcool anhydre.

612. D. Qu'est-ce que l'alcool, quelles sont ses propriétés et sa formule?

R. L'alcool est un liquide fluide transparent, incolore, d'une odeur aromatique agréable, coagulant l'albumine, bout à 78° et ne peut être solidifié à aucune température. Sa formule est $C^4H^6O^2$.

613. D. Qu'arrive-t-il quand on met de l'alcool dans l'eau?

R. La température augmente, le liquide se contracte, 1000 d'eau et 1078 d'alcool donnent un volume égal à 2000.

614. D. Quels sont les corps que l'alcool dissout?

R. L'eau et surtout les substances hydrogénées, telles que : esssences, corps gras, glycérine, les résines, les alcaloïdes, les matières colorantes, le brome, l'iode, le soufre, le phosphore, les acides organiques et minéraux, la potasse, la soude.

615. D. Quels sont les corps que l'alcool ne dissout pas?

R. Les graisses à froid, la gomme, les matières albuminoïdes et l'amidon.

DE L'ALDÉHYDE.

616. D. Qu'est-ce que l'aldéhyde?

R. C'est de l'alcool qui a perdu deux molécules d'hydrogène $C^4H^6O^2 - H^2 =$ ($C^4H^4O^2$ aldéhyde).

617. D. Comment l'alcool se change-t-il en acide acétique — (réaction)?

R. En prenant 4 molécules d'oxygène $C^4H^6O^2 + 4{:}O = $ ($C^4H^4O^4 + 2HO$ acide acétique).

618. D. Comment obtient-on l'aldéhyde?

R. En oxydant l'alcool par l'oxygène naissant, en chauffant un fil de platine à 250° et en le plongeant dans de la vapeur d'alcool; en laissant tomber sur une plaque chauffée des gouttes d'alcool, enfin on l'obtient dans le commerce en introduisant dans une cornue de l'alcool, du bichromate de potasse et de l'acide sulfurique; l'on distille; le produit de la distillation est versé dans l'éther saturé d'ammoniaque; l'on **a**

ainsi de l'aldéhydate d'ammoniaque, et c'est de ce sel dont on tire l'aldéhyde pur. On dissout ces cristaux dans l'eau, on verse de l'acide sulfurique, on distille au bain-marie, puis on distille de nouveau sur du chlorure de calcium et l'on a de l'aldéhyde pur $C^4H^4O^2$.

619. D. Quelles sont les propriétés de l'aldéhyde et sa composition ?

R. Liquide d'une odeur suffocante, — incolore, — brûle avec flamme blanche, — se dissout dans l'eau, l'éther et l'alcool; — composition $C^4H^4O^2$.

620. D. Quelles sont les réactions qui caractérisent l'aldéhyde ?

R. 1° Il réduit l'oxyde d'argent ; 2° exposé à l'air il se transforme en acide acétique à cause de sa grande affinité pour l'oxygène; 3° sous l'influence des alcalis il donne une résine fétide.

621. D. Qu'arrive-t-il si l'on met l'alcool en présence des réactifs oxydants ?

R. Il y a formation d'aldéhyde qui est un

alcool déshydrogéné, et en outre de l'acide acétique.

622. D. Qu'arrive-t-il quand on met l'alcool en présence de l'acide sulfurique et des acides déshydratants à la température de 165° — (réaction)?

R. L'alcool perd deux molécules d'eau, et la réaction donne lieu à des éthylènes ou hydrogènes bicarbonés. Réaction $C^4H^6O^2 — H^2O^2 = C^4H^4$ éthylène ou gaz d'éclairage.

623. D. Si l'on ne chauffait le liquide qu'à 140° qu'arriverait-il — (réaction)?

R. L'alcool ne perdrait qu'une molécule d'eau, et par la distillation l'on aurait de l'éther ou oxyde d'éthyle $C^4H^6O^2 — HO = C^4H^5O$ oxyde d'éthyle.

624. D. Si la température ne dépasse pas 70°, qu'arrive-t-il à l'alcool mis en présence de l'acide sulfurique?

R. Il y a dédoublement de l'alcool en oxyde d'éthyle et en eau combinés à l'acide sulfurique, et c'est ainsi que l'on obtient l'acide *sulfovinique* qui est un éther composé acide ou sulfate acide d'oxyde d'éthyle $C^4H^6O^2 + 2SO^3HO = 2HO + (C^4H^6O^2, 2SO^3)$ acide *sulfovinique*, ou mieux, d'après Malaguti, $HO, C^4H^5O, 2SO^3$, c'est-à-dire un composé d'eau, d'oxyde d'éthyle et d'acide sulfurique, et non un composé d'alcool et d'acide sulfurique, comme la formule $C^4H^6O^2, 2SO^3$ paraîtrait l'indiquer.

625. D. Comment s'y prend-on pour changer l'alcool en éther simple?

R. L'on n'a qu'à prendre des acides moins déshydratants, tels que l'acide phosphorique, arsenique, qui, n'enlevant qu'une molécule d'eau à l'alcool, le changent en éther.

HUILE DES HOLLANDAIS — GAZ OLÉFIANT.

626. D. Qu'est-ce que le gaz oléfiant ou huile des Hollandais, comment l'obtient-on, quelle est sa composition?

R. C'est un liquide huileux, semblable au chloroforme, d'une odeur éthérée; le gaz

oléfiant est composé d'hydrogène bicarboné et de chlore $C^4H^4cl^2$, — on l'obtient
en faisant réagir à la lumière et à froid
de l'éthylène sur du chlore.

627. D. Si l'on chauffe l'huile des Hollandais avec
la potasse, quelle réaction se passe-t-il?

R. L'on obtient du chlorure de potassium
et de l'hydrogène bicarboné dans lequel un équivalent de chlore remplace
l'hydrogène de l'éthylène. — Réaction
$C^4H^4cl + KO = Kcl + (C^4H^3cl)$ éthylène
monochloré.

628. D. Quelle est la propriété thérapeutique de
l'huile des Hollandais?

R. Elle est anesthésique comme l'hydrogène bicarboné ou éthylène d'où elle
dérive.

629. D. Quelles sont les diverses combinaisons
de l'éthylène avec le chlore?

R. Ethylène monochloré C^4H^3cl, — bichloré
$C^4H^2cl^2$, — trichloré C^4Hcl^3, — quadrichloré C^4cl^6.

629 bis. D. Quelles sont les diverses combinaisons
de l'huile des Hollandais?

R. Monochloré $C^4H^3cl^3$, — bichloré $C^4H^2cl^4$, — trichloré C^4Hcl^5, — quadrichloré C^4cl^6.

ÉTHERS SIMPLES — ÉTHERS COMPOSÉS — ÉTHERS NEUTRES.

630. D. Pourquoi appelle-t-on l'éther ordinaire éther sulfurique, — et comment le prépare-t-on — (réaction)?.

R. On l'appelle éther sulfurique parce qu'on le prépare avec l'acide sulfurique en distillant dans une cornue 20 parties d'eau, 50 parties d'alcool et 100 d'acide sulfurique. — L'acide sulfurique enlève l'eau à l'alcool qui distille, sous forme d'oxyde d'éthyle ou d'éther. — Réaction $C^4H^6O^2$ — HO = (C^4H^5O) éther sulfurique ou oxyde d'éthyle. — L'éther ainsi obtenu, on le lave dans l'eau pour lui enlever son alcool, on lui enlève les acides qu'il renferme par un lait de chaux, on le rectifie en l'abandonnant sur la chaux vive, et on le distille sur le chlorure de calcium.

631. D. Quels sont les caractères de l'éther, — ses propriétés, — sa formule?

R. Liquide, incolore, odeur agréable, se dissolvant dans 10 parties d'eau et dans l'alcool ; — l'éther dissout les résines, les corps gras, le phosphore, le soufre; il bout à 35°. Un litre d'éther pèse 730 grammes. Il brûle avec une flamme blanche. — Sa formule est C^4H^5O.

632. D. Quelle est la réaction qui a lieu quand on met l'éther en présence de l'acide chlorhydrique , bromhydrique , iodhydrique, sulfhydrique, cyanhydrique?

R. Il y a double décomposition, la molécule d'oxygène de l'éther est remplacée par une molécule, soit de chlore, de brome, d'iode, etc.; ainsi C^4H^5O éther $+ Hcl = C^4H^5cl + HO$.

633. D. Qu'appelle-t-on éthers simples?

R. Ce sont ceux qui ont pour type l'éther sulfurique C^4H^5O ou l'éther chlorhydrique , bromhydrique, iodhydrique, en un mot tous les éthers hydracides dont on peut remplacer l'oxygène par un équivalent de chlore, de soufre, de tellure, de cyanogène, etc. C^4H^5cl — C^4H^5br — C^4H^5i — C^4H^5cy. — Un éther simple est donc la combinaison de l'eau ou d'un hydracide avec l'éthylène.

634. D. Comment prépare-t-on l'éther chlorhydrique?

R. En faisant passer un courant de gaz chlorhydrique dans l'alcool absolu.

635. D. Quelles sont les deux réactions qui se passent alors?

R. 1° L'acide chlorhydrique sépare une molécule d'eau de l'alcool qui est changé en oxyde d'éthyle $C^4H^6O^2 + Hcl = HO + C^4H^5O + Hcl$; — 2° l'acide chlorhydrique donne de l'eau en agissant sur l'oxyde d'éthyle. et le chlorure d'éthyle ou éther chlorique distille. — Réaction $C^4H^5O + Hcl = HO + (C^4H^5cl$ éther chlorique).

636. D. Comment est l'éther chlorhydrique?

R. Jaune, huileux, avec odeur alliacée, anesthésique ; il bout à 12°.

637. D. Quelle réaction se passe-t-il quand on
traite l'éther chlorhydrique par le sulfure
de potassium ?

R. $C^4H^5cl + KS = Kcl + (C^4H^5S)$. Il se
forme du sulfure d'éthyle et du chlorure
de potassium.

638. D. Qu'arrive-t-il si l'on traite l'éther chlorhydrique par du sulfhydrate de sulfure
de potassium ?

R. $C^4H^5cl + KS,HS = Kcl + (C^4H^5) S,HS$.
On obtient du sulfhydrate de sulfure d'é-
thyle, ou mieux $C^4H^6S^2$, qui est l'alcool
$C^4H^6O^2$ dont l'oxygène est remplacé par
du soufre ; c'est le sulfhydrate d'oxyde
d'éthyle.

639. D. Qu'est-ce que le mercaptan, — d'où
vient son nom ?

R. C'est l'hydro-sulfate de sulfure d'éthyle
C^4H^4S,HS, c'est de l'alcool de soufre. —
Son nom lui vient de sa facilité à se com-
biner avec l'oxyde de mercure.

640. D. Comment obtient-on l'éther iodhydrique ?

R. L'on fait un mélange d'iode et de phosphore dans du verre pilé, l'on ajoute de
l'alcool, l'on distille et l'on a de l'éther
iodhydrique C^4H^5i.

641. D. 1° Qu'est-ce qu'un éther composé; —
2° comment l'obtient-on?

R. C'est un éther qui est composé d'un
équivalent d'éther sulfurique simple
combiné à un acide monobasique; — 2° on
l'obtient en faisant distiller l'alcool si-
multanément avec l'acide sulfurique et
l'acide ou un sel de l'acide que l'on veut
faire entrer dans l'éther composé.

642. D. Quelle est la réaction qui se passe alors?

R. L'acide sulfurique réagit sur l'alcool et
le transforme en oxyde d'éthyle, en lui
enlevant une molécule d'eau, — en
même temps l'autre acide se combine
avec cet oxyde d'éthyle pour faire un
sel, — réaction $C^4H^6O^2 + C^4H^4O^4 — 2HO$,
enlevés par l'acide sulfurique $= C^4H^5O$
$C^4H^3O^3$ éther acétique.

643. D. Nommez les éthers composés neutres.

R. L'éther oxalique C^4H^5O, C^2O^3, — l'éther

acétique C^4H^5O, $C^4H^3O^3$, — l'éther sulfatique C^4H^5O,SO^3, — l'éther azotique $C^4H^5AZO^5$,—l'éther cyanique C^4H^5O,CYO; — tous ces éthers composés équivalent à de l'alcool moins deux équivalents d'eau.

644. **D.** Qu'arrive-t-il quand on fait bouillir un éther composé avec une dissolution alcaline, — (réaction)?

R. Il se décompose en acide qui se combine à l'alcali et en alcool,—réaction C^4H^5O, $C^4H^3O^3+KO$,$HO=KO$,$C^4H^3O^3+C^4H^6O^2$.

645. **D.** Comment prépare-t-on l'éther cyanique — (réaction)?

R. Avec le sulfovinate de potasse et le cyanate de potasse, — réaction KO,$CYO+KO$,C^4H^5O, $2\,SO^3=2KOSO+(C^4H^5o$,cyo éther cyanique).

646. **D.** Comment considère-t-on les éthers composés neutres au point de vue de leur composition?

R. Comme des sels d'oxyde d'éthyle, ou bien comme des acides monohydratés, où, à la place d'une molécule d'hydrogène, il y aurait substitution d'une mo-

lécule d'éthyle AZO⁵HO — H + C⁴H⁵ =
C⁴H⁵O, AZO⁵, ou bien si l'on considère
la théorie unitaire HAZO⁶ — H + C⁴H⁵
= (C⁴H⁵AZO⁶ azotate d'oxyde d'éthyle).

647. D. Quelles sont les propriétés des éthers
composés neutres ?

R. Ils ont une odeur éthérée, ils sont huileux, anesthésiques, — neutres, volatiles, — solubles dans l'alcool et l'éther,
insolubles dans l'eau.

648. D. Quelle est la réaction qui caractérise les
éthers composés neutres, quand on les
chauffe avec un alcali hydraté, potasse ou soude?

R. Si on chauffe un éther composé avec un
alcali hydraté, soude ou potasse, il se
produit de l'alcool et un sel formé de
l'alcali et de l'acide, — réaction C^4H^5O
$C^4H^3O^3 + KO,HO = C^4H^6O^2 + C^4H^3O^3,KO$
acétate de potasse.

649. D. Quelle réaction se passe-t-il si l'on fait
bouillir l'éther composé avec de l'eau
— (réaction)?

R. L'éther composé prend deux équiva-

lents d'eau, — de plus, il y a régénération de l'acide et de l'alcool, — C^4H^5O,
$C^4H^3O^3 + H^2O^2 = C^4H^6O^2 + C^4H^3O^3,HO.$
amides.

AMIDES.

650. D. Quelle réaction se passe-t-il si l'on fait
agir l'éther acétique composé sur l'ammoniaque? — réaction.

R. Il se forme de l'alcool et un sel d'ammoniaque, moins un atome d'eau ou de
ses éléments, c'est-à-dire une amide acétique— C^4H^5O, $C^4H^3O^3 + AZH^3 = C^4H^6O^2$
$+ (C^4H^3O^2 H^2AZ$ amide acétique ou acétamide) ou $C^4H^5AZO^2$ dans lequel une
molécule d'acétile radical de l'acide acétique s'est substituée à la place d'une
molécule d'hydrogène.

651. D. Qu'est-ce qu'une amide?

R. C'est un sel ammoniaque moins les éléments de deux molécules d'eau; elle a
pour type l'oxalate d'ammoniaque.

652. D. Quelles sont les propriétés des amides?

— 113 —

R. Elles sont en poudres blanches, insolubles dans l'eau froide, solubles dans
l'alcool, — sans odeur ni saveur; —
chauffées à une haute température en
présence de l'eau, elles s'approprient
deux éléments d'eau qui leur manquent
et deviennent des sels ammoniacaux,
oxalate et carbonate d'ammoniaque.

653. D. Comment obtient-on une oxamide —
(réaction)?

R. En chauffant l'oxalate d'ammoniaque
jusqu'à ce qu'il perde deux molécules
d'eau, $AZH^3 HO C^2O^3 — H^2O^2 = (C^2H^2$
AZO^2 poudre blanche d'oxamide).

654. D. Qu'arrive-t-il si l'on chauffe jusqu'à ébullition les amides avec de l'eau — (réaction)?

R. Elles régénèrent le sel ammoniacal en
fixant les éléments de deux équivalents
d'eau, — $C^2H^2 AZO^2 + H^2O^2 = (C^2O^3 AZH^4O$
oxalate d'ammoniaque).

655. D. Qu'arrive-t-il si l'on chauffe un alcali
hydraté avec une amide — (réaction)?

R. L'on obtient un sel de l'alcali de l'amide et de l'ammoniaque qui distille —

$$C^2H^2AZO^2 + KO, HO = AZH^3 + (KO, C^2O^3$$

oxalate de potasse).

656. **D.** En quoi les amides ressemblent-elles aux éthers composés ?

R. Les amides régénèrent l'ammoniaque et l'acide en prenant deux équivalents d'eau, — de même que les éthers composés régénèrent l'alcool et l'acide en prenant deux équivalents d'eau.

657. **D.** En quoi les amides diffèrent-elles des éthers composés — (réaction) ?

R. C'est que les amides sont basiques, tandis que les éthers composés ne le sont pas, parce que les amides substituent le radical de l'acide à une molécule de l'hydrogène de l'ammoniaque, — $C^4H^5AZO^2$ acétamide, $= H^2AZ$ amidogène, $C^4H^3O^2$ acétile.

NITRILE.

658. **D.** Quelle réaction se passe-t-il si, au lieu de réhydrater les amides, on leur enlève

par l'acide phosphorique deux nouvelles molécules d'eau.

R. Il se fait par distillation un nitrile — $C^4H^5AZO^2 — H^2O^2 = (C^4H^3AZ$ acétonitrile ou nitrile acétique).

659. D. Comment sont les nitriles; — que sont-ils chimiquement?

R. Ils sont huileux et volatils, — ce sont chimiquement des amides moins deux molécules d'eau; on peut les considérer encore comme des sels d'ammoniaque moins quatre équivalents d'eau, — leur formule est C^4H^3AZ.

660. D. Qu'arrive-t-il si l'on soumet à l'ébullition un nitrile avec de l'eau — (réaction)?

R. Il y a régénération du sel ammoniacal parce qu'il y a quatre molécules d'eau qui se fixent au nitrile, — $C^4H^3AZ + H^4O^4 = C^4H^3O^3$, AZH^4O, l'acéto-nitrile s'est changé en acétate d'ammoniaque.

661. D. En quoi se transforme le formionitrile si on le fait bouillir avec de l'eau — (réaction)?

R. En formiate d'ammoniaque, — C^2AZH

$+ H^4O^4 = C^2HO^3$, AZH^4O; pour cela il lui a fallu prendre quatre molécules d'eau.

ÉTHERS COMPOSÉS ACIDES — ACIDES VINIQUES.

662. **D.** Qu'est-ce qu'un éther composé acide — ou acide sulfovinique — (formule)?

R. L'acide sulfovinique ou éther composé acide résulte de la réaction de l'acide sulfurique sur l'alcool chauffé, — $C^4H^6O^2$, $2 SO^3$, on le considère comme un éther sulfatique acide $C^4H^5O\,SO^3 +$ HO, SO^3, ou un bisulfate d'éthyle C^4H^5O, $2 SO^3 + HO$, — il est liquide, sirupeux et d'un goût aigre.

663. **D.** Quels sont les acides qui donnent les éthers composés?

R. Ce sont tous les acides pluri-atomiques, comme l'acide sulfurique.

664. **D.** Quelles sont les propriétés des acides viniques ou des éthers composés acides — (réaction)?

R. Ils sont huileux et insolubles, ils donnent avec les bases potasse et soude des vinates dans lesquels une molécule de base remplace la molécule d'eau de l'acide ou une molécule d'hydrogène de l'eau, — $K\,SO^4\,SO^4C^4H^5$ vinate de potasse.

665. D. Qu'arrive-t-il si l'on fait bouillir les acides viniques avec de l'eau?

R. Ils régénèrent l'alcool et l'acide.

666. D. Qu'arrive-t-il si on les met en présence d'un alcali hydraté?

R. Ils régénèrent un sel de l'alcali, plus de l'alcool.

667. D. Qu'arrive-t-il si on met les acides viniques en présence de l'ammoniaque — (réaction)?

R. Ils régénèrent un sel ammoniacal, moins deux molécules d'eau et de l'alcool — $C^4H^5OC^4H^3O^3$ éther acétique $+\ AZH^3 = C^4H^6O^2 + C^4H^3O^2H^2AZ$ acétamide.

7.

ALCALOÏDES ARTIFICIELS OU AMMONIAQUES COMPOSÉS.

668. **D.** Comment a-t-on découvert les alcaloïdes artificiels ou ammoniaques composés artificiellement d'étyle et d'ammoniaque — (réaction)?

R. En chauffant l'éther cyanique avec de la potasse caustique ou un alcali hydraté — alors il se forme un carbonate alcalin et un alcaloïde artificiel d'éthyliaque ou d'éthylamine — $C^4H^5o\,C^2azo + 2KO + 2HO = 2CO^2KO + C^4H^7AZ$ ammoniaque composé ou étylamine ou éthylammonium, la terminaison amine s'appliquant à tous les éthers composés artificiellement.

669. **D.** Quelle est la formule de l'ethylène?

R. $C^4H^4 + H^3AZ$.

670. **D.** Peut-on obtenir des ammoniaques plus composés que ceux de Wurtz?

R. Oui. — Hoffmann a obtenu des ammoniaques plus composés en faisant agir le bromure d'éthyle sur l'éthylamine; il obtient le bromhydrate de diétylamine C^4H^9AZ éthylamine $+$ C^4H^5B bromure d'étyle $= C^8H^{11}AZ,HB$ bromhydrate d'é-thylamine.

671. D. 1° A quoi équivaut l'amine ou diéthy-liaque? — 2° Quelle est sa formule?

R. 1° L'amine équivaut à de l'ammoniaque ordinaire, où deux molécules d'hydro-gène sont remplacées par deux d'éthyle, en un mot, c'est de l'ammoniaque deux fois éthylé — formule C^4H^7AZ.

672. D. 1° Qu'arrive-t-il si l'on chauffe l'éthyla-mine avec du bromure d'éthyle C^4H^5BR ? — 2° Qu'arrive-t-il si l'on enlève l'acide bromhydrique par la potasse ?

R. 1° Si l'on chauffe l'éthylamine avec du bromure d'éthyle, on obtient du bromhy-drate de triéthylamine $C^{12}H^{15},AZHBR$. — 2° Si l'on vient à enlever l'acide bro-mhydrique par la potasse, l'on a un triéthylamine $C^4H^5C^4H^5C^4H^5AZ$. Ces éthy-lamines sont des bases caustiques volatiles et puissantes.

673. D. Qu'arrive-t-il si l'on fait agir sur l'éthylamine de l'iodure d'éthyle — (réaction)?

R. L'on a de l'iodure de tétréthylammonium et quatre molécules d'éthyle remplacent quatre molécules d'hydrogène — réaction $C^{12}H^{15}AZ + C^4H^5I = C^{12}H^{20}AZI$ iodure tétréthylammonium ou $(C^4H^5)\,4AZI$, qui équivalent à $C^4H^5C^4H^5C^4H^5C^4H^5AZ,I$.

674. D. Si l'on traite l'éthylamine par l'iodure d'argent, qu'arrive-t-il?

R. Il se produit de l'oxyde de tétréthylammonium, plus de l'iodure d'argent.

675. D. A quoi ressemble cet oxyde de tétréthylammonium?

R. A de la potasse; il est en plaques blanches, soluble dans l'eau, — très-caustique, — saponifie les graisses, il déplace les alcalis terreux, l'ammoniaque et les oxydes métalliques; — le rôle et les propriétés de cet alcaloïde composé, si semblables à ceux de la potasse, font penser que la potasse pourrait bien n'être pas un corps simple.

676. D. Quelle est la formule de l'ammonium, — et qu'est-ce que l'ammonium?

R. AZH^3,HO ou HHHHAZO. — C'est un ammoniaque basique.

677. D. Quelle est la formule de l'oxyde d'éthylammonium ?

R. $\left.\begin{array}{l}C^4H^5 \\ H \\ H \\ H\end{array}\right\} AZO = (C^4H^7AZ,HO$ éthylamine hydrate).

678. D. Quelle est la formule du diéthylammonium ?

R. $\left.\begin{array}{l}C^4H^5 \\ C^4H^5 \\ H \\ H\end{array}\right\} AZO = (C^8H^{11}AZ,HO$ diéthylamine hydratée).

679. D. Quelle est la formule du triéthyle ammonium ?

R. $\left.\begin{array}{l}C^4H^5 \\ C^4H^5 \\ C^4H \\ H\end{array}\right\} AZO = (C^{12}H^{15}AZ,HO$ triéthylamine hydraté).

LE MÉTHYLE.

680. D. Comment se nomme l'alcool de bois ? Quelle est sa formule ?

R. L'alcool de bois se nomme méthyle. — C^2H^3.

681. D. Quelle est la formule du méthylammonium ?

R. $\left.\begin{array}{l} C^2H^3 \\ H \\ H \end{array}\right\} AZ = (C^2H^5AZ$ méthylamine$)$.

682. D. Quelle est la formule du diméthylammonium ?

R. $\left.\begin{array}{l} C^2H^3 \\ C^2H \\ H \end{array}\right\} AZ = (C^2H^7AZ$ diméthylamine$)$.

683. D. Quelle est la formule du tétraméthylammonium ?

R. C^2H^3 (4) AZ ou $(C^8H^{12}AZ$ tétraméthylamine$)$.

684. D. Qu'est-ce que l'alcool propylique ?

R. C'est de l'ammoniaque dont le radical propylique (C^6H^7) H^2AZ remplace une molécule d'hydrogène; — on le trouve dans la saumure de hareng.

685. D. Quelle est la formule du tétrapropylamine ?

R. C^6H^7 (4) AZ.

DE L'AMYLE.

686. D. Qu'est-ce que l'amyle ? — Quelle est sa formule ?

R. L'amyle est un radical hypothétique d'une série composée dont l'oxyde hydraté est l'huile de pomme de terre ou alcool amylique. — Il a pour formule $(C^{10}H^{11})$.

687. D. Quelle est la formule de l'amylamine ou amyle ammoniaque ?

R. $(C^{10}H^{11}) H^2AZ$.

688. D. Quelle est la formule de la diamylamine ?

R. $(C^{10}H^{11}) 2HAZ$.

689. D. Quelle est la formule de la triamylamine et de la tétramylamine ?

R. $(C^{10}H^{11}) 3 AZ$ et $(C^{10}H^{11}) 4 AZ$.

690. D. Quelles sont les formules 1° de l'éthyle, 2° du méthyle, 3° du propyle, 4° de l'amyle, 5° de l'amidogène ?

R. 1° éthyle C^4H^5, — 2° méthyle C^2H^3, —

3° propyle C^4H^7, — 4° amyle $C^{10}H^{11}$, — 5° amidogène AZH^2.

RÉACTIFS OXYDANTS DE L'ALCOOL.

691. **D.** Quels sont les réactifs oxydants de l'alcool ? — Quelle est leur action ?

R. 1° Si l'on chauffe l'alcool, il s'enflamme et se transforme en eau et en acide carbonique $C^4H^6O^2 + O^{12} = 4CO^2 + 6HO$. — 2° Si l'on met l'alcool en présence du noir de platine, l'alcool en s'oxydant donne naissance à de l'acide acétique $C^4H^6O^2 + O^4 = 2HO + (C^4H^4O^4)$ acide éthylique ou acétique.

692. **D.** L'alcool en s'oxydant passe-t-il immédiatement à l'état d'acide acétique ou acide éthylique.

R. Non, — il passe d'abord à l'état d'aldéhyde, qui est un alcool déshydrogéné à odeur particulière, — $C^4H^6O^2 + O^2 = 2HO + (C^4H^4O^2$ aldéhyde$)$.

693. **D.** Qu'appelle-t-on un alcool ?

R. C'est tout corps hydrocarboné neutre qui donne par oxydation un corps gras et un aldéhyde.

694. D. Quelle différence chimique y a-t-il entre un aldéhyde et un corps gras?

R. C'est que l'aldéhyde a 2 d'hydrogène de moins que l'alcool, et l'acide gras a 2 d'oxygène de plus que l'aldéhyde.

EN VENTE CHEZ DELAHAYE

TABLE DES MATIÈRES

DEUXIÈME PARTIE

CHIMIE ORGANIQUE

Imprimerie L. TOINON et Cie, à Saint-Germain.

9 782016 146262